ESSAI

SUR

L'ESTHIOMÈNE

(DE LA RÉGION VULVO-ANALE)

PAR

Albert FIQUET,

Docteur en médecine de la Faculté de Paris,
Interne en médecine à l'hospice Saint-Lazare.

PARIS

V. ADRIEN DELAHAYE ET Cᵉ, LIBRAIRES-ÉDITEURS

PLACE DE L'ÉCOLE-DE-MÉDECINE.

1876

ESSAI

SUR

L'ESTHIOMÈNE

(DE LA RÉGION VULVO-ANALE)

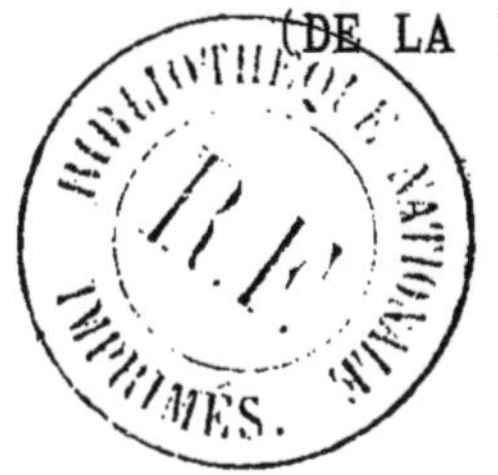

PAR

Albert FIQUET,

Docteur en médecine de la Faculté de Paris.
Interne en médecine à l'hospice Saint-Lazare.

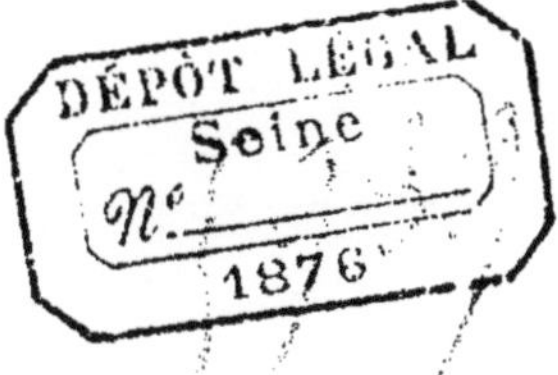

PARIS

V. ADRIEN DELAHAYE ET Ce, LIBRAIRES-ÉDITEURS

PLACE DE L'ÉCOLE-DE-MÉDECINE.

—

1876

AU MEILLEUR DES PÉRES

A MA MÈRE BIEN-AIMÉE

MEIS ET AMICIS

A MON PREMIER MAITRE

M. LE Dr MOISSENET

Médecin de l'Hôtel-Dieu,
Chevalier de la Légion d'honneur.

Ma bien vive gratitude.

A MON PRÉSIDENT DE THÈSE

M. LÉON LE FORT

Professeur de médecine opératoire à la Faculté de médecine de Paris,
Chirurgien de l'hôpital Beaujon,
Chevalier de la Légion d'honneur, etc.

ESSAI

SUR

L'ESTHIOMÈNE

(DE LA RÉGION VULVO-ANALE)

INTRODUCTION ET HISTORIQUE.

AVANT-PROPOS.

Pendant mon internat à l'hospice Saint-Lazare, j'ai eu la rare fortune d'observer plusieurs cas de cette affection particulière que Huguier a le premier décrite sous le nom d'esthiomène ou dartre rongeante de la région vulvo-anale.

Le premier cas observé me frappa singulièrement. Externe attaché au bureau central des hôpitaux, durant une période de trois ans, je n'avais jamais rien vu d'analogue; je résolus donc, puisque l'occasion m'était propice, de recueillir les observations qui se présenteraient à mes yeux, d'en suivre avec soin tous les phénomènes et d'en déduire les principales conséquences au point de vue du diagnostic, de la symptomatologie et de la pathogénie.

Telle fut l'origine de cette thèse. Discuter la nature de l'affection, établir sa genèse, exposer la marche des symptômes, fixer les règles de la diagnose et du traitement était un travail trop au-dessus de nos forces. Une étude complète de l'esthiomène resserrée dans les limites restreintes d'une thèse inaugurale eût été trop à l'étroit, et nous n'avons osé l'entreprendre. A de plus autorisés revient l'honneur de publier un mémoire détaillé qui viendra éclairer d'un jour nouveau les points encore obscurs de l'histoire de cette affection. Puissent mes maîtres pardonner l'insuffisance d'un travail qui n'a qu'une seule prétention : celle d'être un timide essai.

HISTORIQUE.

L'histoire de l'esthiomène est de date contemporaine. Elle remonte au savant mémoire présenté par Huguier à l'Académie de médecine (1848). Avant lui la lésion était attribuée au cancer, à la syphilis ou à l'éléphantiasis.

Des travaux nombreux avaient cependant paru sur la nature du lupus, mais aucun ne signale le lupus des parties génitales. Alibert, Biett, Willan, Cazenave, Rayer, tous laissent dans l'oubli cette particularité de siége de la dartre rongeante.

Larrey décrit brièvement sous le nom de sarcocèle de la femme une maladie vulvaire, qu'il a observée en Egypte et qui paraît être un esthiomène.

En 1843, Desruelles publiait sous le nom d'*hypertrophie particulière de la vulve* une observation prise dans le service de Bazin. Comme Huguier le constata plus tard (observ. 9, mém. Huguier), c'était un cas d'esthiomène hypertrophique pour lequel on fut obligé de pratiquer l'excision des petites lèvres.

Les auteurs anglais qui ont écrit sur les maladies des femmes (West, M'Clintock, Barnes, désignent l'esthiomène de la vulve sous des noms assez divers : lupus exedens, lupus vulgaris (Hébra), herpes exedens, herpes esthiomenes, esthiomena, noli me tangere, dartre rongeante, esthiomène serpigineux (Alibert).

Erasmus Wilson, étudiant le lupus, signale son existence à la vulve et renvoie le lecteur à l'ouvrage d'Huguier.

Les auteurs allemands sont encore moins explicites, et c'est à peine s'ils daignent accorder une citation à la mémoire du chirurgien français.

Soit rareté de la lésion, soit tout autre motif, les indications bibliographiques touchant ce côté de la pathologie des organes génitaux de la femme, sont peu nombreuses. Le travail de Huguier, le traité de M. Guérin, l'article du Dictionnaire de médecine et de chirurgie et les communications de M. Bernutz sont les seuls documénte que l'on puisse consulter ; nous leur avons fait de nombreux emprunts. Nous avons réuni quelques observations, éparses çà et là, aux faits personnels que nous avions recueillis. Dans cet ensemble nous avons puisé les traits principaux de notre travail. Il nous a paru utile d'insister sur les points laissés un peu dans l'ombre par Huguier, à savoir l'anatomie pathologique, l'étiologie et le diagnostic ; c'est ce qui fait l'objet de la seconde partie de notre travail. Le première comprendra la symptomatologie et les différentes variétés d'esthiomène. Nous terminerons en donnant douze observations dont neuf sont inédites.

DÉFINITION. — DIVISION DU SUJET. — SYMPTOMATOLOGIE.

Le mot esthiomène a été employé pour la première fois par Alibert dans un sens générique. Il désigne sous ce nom le quatrième genre de son groupe des dermatoses dartreuses.

Depuis le beau mémoire présenté par Huguier à l'Académie de médecine (1848) sur l'esthiomène ou dartre rongeante de la région vulvo-anale, le mot esthiomène a pris peu à peu une signification plus précise, plus scientifique, et aujourd'hui il ne sert plus à désigner que le lupus des parties génitales externes de la femme.

« C'est une maladie chronique, caractérisée par la teinte plombée ou violacée des parties, leur déformation, leur induration et épaississement, leur ulcération, destruction, hypertrophie et infiltration simultanées, de telle sorte que les orifices et les canaux qu'offre la région vulvo-anale peuvent être en même temps ulcérés, agrandis et rétrécis; ses sillons, ses replis cutanés et muqueux, plus développés, épaissis, et le siége d'ulcérations et de cicatrices plus ou moins étendues et formées sans douleurs ni élancements, sans menacer directement la vie ni même porter de longtemps une atteinte profonde à la constitution. » (Huguier, Mém. Ac. méd., t. XIV, p. 507, 1849.)

Les conclusions que nous donnons à la fin de notre travail nous dispenseront d'une définition.

La division adoptée par Huguier dans l'étude des différentes variétés d'esthiomène est peut-être trop longue.

Les subdivisions admises à propos de la forme érythémateuse et hypertrophique végétante ne nous paraissant pas justifiées, nous avons cru devoir adopter une classification qui se rapproche davantage des règles posées par Alibert et Biett dans l'étude du lupus.

Nous basant sur les caractères objectifs de la lésion, nous distinguerons dans l'esthiomène trois formes :

1° Forme ulcéreuse superficielle ;
2°   —   —   profonde ;
3°   —   —   hypertrophique.

1re FORME. *Ulcéreuse superficielle.* — Elle correspond aux deux variétés admises par Huguier (érythémateuse et tuberculeuse). Je n'ai point voulu faire de l'esthiomène érythémateux une division à part. Cette forme n'existe jamais seule; elle accompagne toujours la variété perforante ou hypertrophique.

L'esthiomène tuberculeux débute toujours par des tubercules isolés ou conglomérés, qui finissent par se ramollir et s'ulcérer. L'ulcère qui résulte de leur réunion a les bords déchiquetés, violacés, ansiformes, peu élevés ; le fond, peu excavé d'ordinaire, offre une surface d'un rouge sombre, mamelonnée, granuleuse, et que l'on a comparée au velours d'Utrecht. La marche est caractéristique ; l'ulcère gagne peu en profondeur, il s'étale en surface et présente ce fait particulier de se cicatriser d'un côté, tandis qu'il s'étend de l'autre.

Les parties primitivement cicatrisées ne sont pas cependant à l'abri des atteintes du mal; celui-ci revient souvent sur ses pas et détruit les parties qu'il a déjà envahies. La forme ulcéreuse superficielle se montre de préférence sur le tégument vulvaire externe, le mont de Vénus, les grandes lèvres, les plis génito-cruraux et la région ano-périnéale. Il n'exerce aucun retentissement sur les ganglions du pli de l'aine et présente à peu de chose près les mêmes accidents de début que la forme ulcéreuse hypertrophique.

Les trois variétés d'esthiomène, mais surtout la première, peuvent s'accompagner d'un état particulier de la peau qui a paru suffisant à Huguier pour admettre une nouvelle forme : l'esthiomène érythémateux.

La peau des tissus voisins de l'ulcère ne présente ni tubercules, ni élevures, ni indurations circonscrites ; elle devient peu à peu d'un rouge violacé ou livide, elle se cyanose ; çà et là quelques points lenticulaires d'un rouge plus vif. La peau est sèche, lisse, tendue ; sa coloration disparait momentanément sous la pression du doigt, nullement douloureuse d'ailleurs. Cette variété que l'on n'a jamais constatée à l'état isolé ne saurait à nos yeux être maintenue comme type clinique.

2ᵉ FORME. *Ulcéreuse profonde.* (Esthiomène perforant de Huguier). — Dans cette forme la lésion parait débuter par un tubercule qui s'ulcère. Son siége de prédilection est le méat, la région du vestibule, l'anneau vulvaire, la partie inférieure du rectum ; en somme les parties cachées de la région vulvo-anale. Son caractère principal est de creuser toujours profondément et avec une lenteur extrême ; il émiette molécule à molécule les différentes régions qu'il envahit. Les bords de cette variété d'ulcère sont d'ordinaire épais, légérement indurés, parfois taillés à pic, dentelés, sans ressaut sur les parties voisines, de teinte rouge livide. Le fond en est anfractueux et jaunâtre, laissant suinter une sérosité purulente peu abondante. Les tissus voisins sont épaissis, infiltrés, et le plus souvent infiltrés dans une assez grande étendue. C'est dans cette variété que l'on observe les décollements les plus considérables. Les progrès en sont heureusement d'une lenteur extrême. Il s'accompagne le plus souvent de la forme hypertrophique.

3ᵉ FORME. *Ulcéreuse hypertrophique.* — Dans la 3ᵉ es-

pèce admise par Huguier, ce qui domine, c'est l'hypertrophie. Celle-ci consisterait tantôt dans la production de
végétations esthioménales, tantôt dans l'hyperplasie des
éléments du derme. De là deux variétés : hypertrophie
végétante et hypertrophie œdémateuse. Dans la forme
végétante, les végétations se montrent sur une surface
ulcérée ou non : la différence de siége produit des dis-
semblances de forme. — Dans le premier cas, les végétations sont de pétites tumeurs sessiles, mamillaires,
non dichotomisées, villeuses, d'aspect rouge vif, fon-
goïdes et grenues. Dens le second, il y a végétation
mamillaire de la peau non ulcérée : celles-ci sont lisses,
polies, luisantes, de teinte rouge livide ou plombée,
donnent à la peau une apparence framboisée où mamelonnée. — Nous n'avons pas eu l'occasion de voir des
cas de ce genre : la description qu'en donne Huguier
me paraît s'adapter entièrement à certains épithéliomes
tubulés. L'examen histologique d'une observation publiée par M. Cornil (Bullet. Soc. anat. 1874, p. 231)
semble confirmer notre dire.

Voulant éliminer les faits d'un diagnostic douteux et
décrire seulement ce que j'avais observé, je n'ai admis
dans ma division qu'une seule forme d'hypertrophie,
celle due à une hyperplasie des éléments du derme. Elle
siége d'ordinaire sur les grandes et petites lèvres, le prépuce du clitoris, les caroncules myrtiformes et les plis
radiés de l'anus. Les tumeurs qu'elle constitue sont parfois très-volumineuses, de consistance dure, élastique,
d'aspect rouge sombre ou livide. — Leur surface, lisse
et polie en dedans, est recouverte en dehors de minces
écailles épidermiques. Ce n'est souvent qu'en écartant
les grandes lèvres qu'on parvient à découvrir l'ulcéra-

tion ; celle-ci offre les caractères déjà décrits à propos de la forme ulcéreuse profonde.

Les accidents de début dans l'esthiomène sont : le catarrhe scrofuleux génito-urinaire, le sentiment de démangeaison et dans quelques circonstances l'aménorrhée. — La vulvite scrofuleuse est caractérisée par un état granuleux de la muqueuse et un écoulement purulent abondant. Le catarrhe utéro-vaginal est plus fréquent que l'urétrorrhée : il consiste dans un écoulement muco-puriforme abondant, occasionnant des démangeaisons à la vulve et provoquant, sur les lèvres et la partie interne et supérieure des cuisses, une éruption suintante eczémateuse. (Bazin, Leçons sur la scrofule, p. 270.)

La maladie détermine rarement des troubles généraux sérieux. A part les phénomènes déjà décrits, pas de douleurs, pas d'engorgement ganglionnaire. Les rapports sexuels, la miction, les évacuations alvines s'accomplissent facilement, et ce n'est qu'après avoir duré de longues années que la lésion entraîne des troubles fonctionnels. L'état général persiste longtemps satisfaisant, car la maladie marche silencieusement ; elle mine et sape, dans l'ombre pour ainsi dire, sans provoquer de douleur, d'élancement ou de chaleur.

ANATOMIE PATHOLOGIQUE.

Les lésions anatomiques que l'on est appelé a constater dans les cas d'esthiomène se rangent sous deux chefs différents :

1° Lésions générales ou mieux extra-génitales ;

2° Lésions locales.

Par lésions extra-génitales nous voulons entendre les altérations des divers organes que l'on a constatées et signalées à l'autoqsie de sujets atteints d'esthiomène. Ces examens cadavériques se réduisent à quatre; mais, quoique peu nombreux, ils offrent au point de vue du siége et de la description de la lésion une anologie très-frappante qu'il importe de remarquer. Dans le cas de M. Leroy des Barres (observation 1), on ne trouva ni ascite, ni traces de péritonite bien que dans les derniers jours de sa vie la malade eût présenté des symptômes nombreux de cette complication. Le foie était gras, hypertrophié. L'intestin grêle et le gros intestin, le premier surtout, portaient de nombreuses ulcérations circulaires, peu profondes; elle n'avaient point un siége précis, et autour d'elles la muqueuse paraissait legèrement épaissie. Pas plus que les ganglions superficiels, les ganglions viscéraux n'étaient malades. L'examen histologique fait par M. le professeur Vulpian a démontré qu'au niveau de ces exulcérations très-étendues, les villosités n'existaient plus; ces ulcérations reposaient sur des parties de la membrane muqueuse qui offraient une épaisseur double de celle des autres points de la muqueuse.

Intestin.— « Sur des tranches minces, perpendiculaires à la surface de l'intestin, on reconnaît que les glandes de Lieberkuhn n'ont pas entièrement disparu dans tous les points exulcérés; elles se retrouvent encore çà et là, diminuées de longueur et plus ou moins élargies.

L'épaississement de la membrane muqueuse est dû surtout à la présence d'une multitude innombrable d'éléments anatomiques nouveaux, intercalés entre les différents éléments normaux de cette membrane. Les éléments de nouvelle formation paraissent être, d'après l'ensemble de leurs caractères, semblables aux éléments lymphatiques du tissu lymphoïde de la muqueuse intestinale. On n'a pas pu déterminer si ces nouveaux éléments étaient, sur quelques points, en rapport de contiguïté avec des vaisseaux sanguins ou lymphatiques.

Foie. — Sur des coupes minces, et à l'aide d'un faible grossissement, on voit qu'au voisinage de certains vaisseaux, il y a des accumulations de petits éléments qui leur forment comme un manchon irrégulier.

Il est difficile de savoir si ces accumulations se sont faites seulement au voisinage des vaisseaux interlobulaires; mais c'est là qu'elles siégent le plus ordinairement. On reconnaît encore, à l'aide de ce faible grossissement, qu'un grand nombre de cellules contiennent des granulations et des gouttelettes graisseuses. Avec de plus forts grossissements, on constate que les éléments nouveaux sont, en général, des noyaux entourés d'une petite quantité de protoplasma, noyaux tantôt arrondis, tantôt elliptiques, et dont les dimensions varient de 6 à 7 millièmes de millimètre de diamètre. Outre ces noyaux, dans les points qu'ils occupent, il y a une certaine quantité de tissu fibrillaire.

Les éléments nucléés de nouvelle formation n'existent pas seulement dans ces points où ils sont agglomérés; il y en a encore dans les intervalles séparant les cellules, probablement le long des vaisseaux capillaires sanguins, mettant en communication les vaisseaux interlobulaires avec la veine intra-lobulaire.

En somme, il s'agit d'une hépatite interstitielle remarquable par le nombre énorme d'éléments nucléés, soit accumulés au voisinage des vaisseaux, surtout des vaisseaux interlobulaires, soit disséminés entre les travées de cellules hépatiques. » (*Bullet. soc. anat.*, janvier 1870).

Dans l'observation 8 (mémoire Huguier), on a trouvé également le foie volumineux, jaunâtre, décoloré et graissant le scalpel à la coupe. La surface interne du petit intestin pâle, décolorée, présentait plusieurs ulcérations au voisinage de la valvule iléo-cæcale. Cette valvule offrait elle-même une ulcération large et profonde ayant détruit une partie de la tunique musculaire de l'intestin ; elle siége sur la partie de la valvule regardant le cæcum. Toute la longueur du gros intestin est criblée d'ulcérations de formes très-variables. La plupart sont assez profondes pour arriver jusqu'à la tunique péritonéale ; elles vont en augmentant de nombre et d'étendue, à mesure qu'on se rapproche de l'*S* iliaque ; quelques-unes sont très-irrégulièrement déchiquetées et laissent flotter, lorsqu'on les met dans l'eau, des lambeaux de membrane muqueuse. La muqueuse dans l'*S* iliaque est mouchetée de noir. Dans l'observation 6 (mémoire Huguier), la malade avait également le foie gras, hypertrophié ; elle présentait aussi des ulcérations très-nombreuses dans tout l'intestin. Ces deux malades succombèrent aux suites d'une péritonite. Huguier dit avoir trouvé des lésions tout à fait identiques sur un homme entré dans son service de l'hôpital Beaujon et qui avait un esthiomène de la région ano-périnéale.

LÉSIONS LOCALES.

Il faut entendre par là les altérations cutanées des organes génitaux externes. Avant d'entrer dans les détails de la lésion anatomo-pathologique, il est bon de noter les différences d'aspect que présente après la mort la région ano-vulvaire. Huguier et Leroy des Barres n-sistent sur ce fait avec juste raison : toutes les saillies perdent leur turgescence : les éminences mamelonnées du périnée, les tubercules eux-mêmes s'affaissent considérablement et perdent leur état quasi-érectile.

L'induration et l'hypertrophie des organes vulvaires et péri-vulvaires disparaît presque entièrement : les saillies se flétrissent, elles deviennent molles, douces, et un peu ridées. Quant à la nature de la lésion, l'histologie peut seule nous la dévoiler : nous la déduirons des examens divers, pratiqués par les savants professeurs Robin et Vulpian ; nous verrons que leurs résultats concordent avec ceux obtenus plus tard par MM. Cornil et Homolle.

J'ajouterai enfin le résultat de mes propres recherches et dirai ce que j'ai cru remarquer en faisant l'examen histologique des parties excisées chez une de nos malades. (Observ. 9).

M. le professeur Robin a fait à quatre reprises l'examen histologique de parties affectées d'esthiomène : ces tumeurs avaient été excisées sur les malades qui font le sujet des observations 2, 3, 5 et 8 (mém. Huguier). Le résultat a toujours été identique. Il est le même que celui obtenu par Lebert dans ses études sur la structure du lupus de la face. L'histologic vient donc confirmer ce fait important que l'examen clinique faisait pressentir et que proclament la plupart des auteurs, à savoir l'identité de nature entre le lupus de la face et l'esthiomène.

D'après Robin, la couche superficielle des parties affectées d'esthiomène est composée de cellules épithéliales pavimenteuses ayant le caractère des cellules de l'épiderme.

Chaque cellule épithéliale est polygonale, à bords rectilignes, courbes ou dentelés et à noyau circulaire ou un peu ovale, entouré de fines granulations.

La couche sous-épidermique est formée de fibres fusiformes, de cellules épithéliales et de faisceaux de tissu cellulaire intriqués. Ceux-ci sont d'autant plus abondants qu'il sont plus profondément situés.

Plus bas le tissu devient mou, rosé, vasculaire, plus humide, plus filamenteux. On y retrouve quelques cellules, mais en petit nombre. Il en est de même des fibres fusiformes. Le tissu cellulaire proprement dit et les vaisseaux sanguins prédominent, au contraire, considérablement. Ainsi l'esthiomène de la région vulvo-anale est une tumeur mixte dont les cellules épithéliales, les fibres fusiformes et le tissu cellulaire sont les éléments intimes. C'est une tumeur homœomorphe, c'est-à-dire composée par des éléments anatomiques qui se retrouvent dans les tissus normaux de l'économie. C'est encore là une des meilleures preuves que l'on puisse avancer pour prouver que l'esthiomène est une affection tout à fait différente du cancer.

Le siége exact de la lésion, sa nature particulière, sa structure précise sont mieux indiqués encore dans l'examen de l'observation de Leroy des Barres, fait par M. Vulpian. L'éminent professeur a pratiqué un certain nombre de coupes sur un tubercule cutané après 24 heures de macération dans l'alcool à 36°. Il a constaté à l'œi nu et au microscope un épaississement de l'épiderme peu marqué dans les parties planes de la peau; réel, mais très-peu considérable au niveau de la tubérosité cutanée. Sur les coupes, on a vu de plus, à l'œil nu et aussi avec de faibles grossissements microscopiques, que

le derme, dans toute son épaisseur, offre çà et là de petites taches rosées, qu'un examen plus approfondi a fait
reconnaître pour des amas de pigment hématique siégeant au voisinage des vaisseaux.

Avec de faibles grossissements, après avoir traité la
préparation par la glycérine et l'acide acétique, on aperçoit des vaisseaux qui se montrent sous forme de traî-
nées, ramifiées ou non, un peu plus sombres que le
reste du tissu, et même, avec ces faibles grossissements,
il est facile de voir que cet aspect est dû à une accumulation d'éléments anatomiques autour des vaisseaux, leur
formant des sortes de manchons assez épais, un peu
diffus sur les bords.

Avec des grossissements plus forts, ces éléments se
montrent plus nettement.

Il s'agit là d'une accumulation d'éléments cellulaires
de petites dimensions, munis de noyaux, éléments dont
plusieurs ont les caractères de leucocytes non granuleux (après l'action de l'acide acétique et de la glycérine). Les éléments à forme de leucocytes sont arrondis et
contiennent soit 1, soit 2, soit 3 noyaux à bords nettement dessinés, tout à fait analogues à ceux des leucocytes traités par l'acide acétique ; dans quelques-uns le
noyau unique est en forme de biscuit. D'autres éléments,
plus nombreux que ceux-ci, sont munis pour la plupart
d'un seul noyau plus régulier, et offrent encore quelques
caractères de certains leucocytes à un seul noyau ; enfin
un certain nombre d'éléments paraissent un peu fusiformes, ou un peu stelliformes ; ce sont les plus extérieurs ; les plus intérieurs, ceux qui semblent être dans
l'épaisseur de la paroi vasculaire ou qui sont au voisinage
du vaisseau, sont des leucocytes.

Ces éléments agglomérés, pressés les uns contre les autres au voisinage des vaisseaux, sont un peu plus espacés sur la limite du manchon péri-vasculaire qu'ils forment. A mesure qu'on s'éloigne des vaisseaux, ils sont disséminés, ou rassemblés çà et là en petits amas de quelques éléments, et ils se trouvent dans l'intervalle des faisceaux du tissu connectif.

Il n'a pas été possible de déterminer si ces éléments de nouvelle formation existent exclusivement au voisinage de vaisseaux veineux. Ils sont peu nombreux dans la couche papillaire proprement dite du derme, et l'on n'en trouve que quelques-uns auprès des anses capillaires des papilles : c'est dans la couche moyenne du derme que l'agglomération de ces éléments est la plus prononcée.

D'après l'examen fait par M. Cornil des parties excisées chez la malade de M. Bernutz, on voit que la lésion consiste également dans l'altération des lymphatiques et l'hypertrophie des papilles. Les cellules superficielles sont vésiculeuses, celles qui sont immédiatement en contact avec les papilles ont un noyau allongé et dirigé dans un sens perpendiculaire à la surface de la papille. Celles-ci sont constituées par un tissu conjonctif à fibrilles rares et fines, renfermant dans ses mailles des cellules embryonnaires. Les vaisseaux sanguins des papilles sont gorgés de sang.

Le tissu cellulaire est partout dans sa profondeur constitué par des faisceaux de fibrilles entremêlées de fibres élastiques : ici encore on retrouve les cellules embryonnaires des papilles. Les vaisseaux lympathiques sont partout dilatés et leur paroi est épaissie par suite d'un dépôt plus ou moins considérable de cellules endothéliales. Cette dernière lésion paraît être identique à celle que Renaut a démontrée dans ses recherches sur les œdèmes lymphatiques et l'éléphantiasis (*Arch. phys.* Juillet 72).

MM. Homolle et Ch. Monod ont également constaté sur des pièces provenant d'un esthiomène de la vulve l'hypertrophie et l'inflammation du derme papillaire. Ils ont vu entre les papilles augmentées de volume des prolongements profonds du corps muqueux de Malpighi et dans le derme des foyers d'infiltration des cellules lymphatiques et des amas d'éléments embryonnaires.

J'ai fait de mon côté, avec le concours de M. Troisier, l'examen au microscope d'une esthiomène que M. Chéron avait excisé partiellement. Sur des coupes faites perpendiculairement à la peau (1) on remarque les particularités suivantes :

Epiderme. — La couche superficielle n'offre rien à noter. Le corps muqueux de Malpighi est très-épaissi ; les colonnes descendantes inter-papillaires sont plus profondes et plus larges qu'au niveau de la peau saine. Les cellules qui les composent ne nous ont paru présenter aucune altération.

Derme. — Les papilles sont également hypertrophiées, mais d'une façon très-inégale.

Les vaisseaux papillaires sont dilatés, gorgés de sang, et le tissu même de la papille est infiltré d'éléments cellulaires embryonnaires ou de leucocytes.

Tissu cellulaire sous-dermique. — Cette partie, qui comprend presque toute l'épaisseur de la tumeur, est compo-

______

(1) La pièce a été durcie par un séjour de plusieurs mois dans l'alcool, et les préparations microscopiques ont été colorées par le carmin et conservées dans la glycérine.

sée d'un tissu conjonctif lâche, dans lequel on trouve un grand nombre de vaisseaux dilatés et congestionnés et une quantité considérable d'éléments semblables à ceux qui infiltrent le derme. Ceux-ci sont plus abondants autour des vaisseaux qu'ils entourent comme un manchon.

ÉTIOLOGIE.

Age. — L'esthiomène est une affection de l'adulte et de l'âge mûr ; sur un total de 24 observations dans lesquelles l'âge de la malade a été indiqué, la lésion a été constatée :

De 15 à 20 ans dans 1 cas.
De 20 à 30 ans dans 11 cas.
De 30 à 40 ans dans 8 cas.
De 40 à 50 ans dans 2 cas.
De 50 à 60 ans dans 2 cas.

J'ajouterai qu'on n'a signalé que chez deux malades la disparition des règles ; encore convient-il de dire que dans un cas (obs. IV, Huguier) l'apparition de la lésion a coïncidé avec la cessation de la fonction menstruelle. Dans l'observation de M. Polaillon, le début du mal est postérieur de deux ans à la disparition des règles. Il n'existe pas d'observation d'esthiomène survenu avant l'établissement de la puberté. Si, tenant compte de ce fait, on veut réfléchir à la rareté de la lésion après la ménopause, on verra, d'après le tableau précédent, qu'il existe une corrélation très-grande entre le début de cette affection et l'activité fonctionnelle de l'ovaire. Il faut également rapprocher de l'observation IV de Huguier, le cas de la malade de M. Siredey qui a cessé de voir ses règles depuis l'apparition de la maladie.

Quelle est la part qui revient à l'hérédité dans le développement de cette maladie ? Nous ne saurions l'indiquer dès à présent; les antécédents pathologiques du côté des ascendants étant passés soussilence dans la plupart des observations. Je rappellerai cependant que la mère d'une des malades de Huguier paraît avoir succombé à une affection carcinomateuse de l'utérus. Deux des malades de M. Bernutz étaient issues de parents tuberculeux. Le même fait semble probable pour la malade de M. Lefort. Dans les observations que j'ai pu recueillir j'ai rencontré à deux reprises des antécédents de phymie chez l'un des ascendants. Quant à l'existence de la tuberculose pulmonaire chez les malades atteintes d'esthiomène elle peut être signalée sept fois sur un total de vingt-quatre observations, ce qui fait une moyenne de plus de 30 0/0.

La syphilis des parents exercerait-elle une influence sur le développement de l'esthiomène ?

Le fait est possible : nous sommes cependant loin de pouvoir le démontrer. Le manque absolu de renseignements précis sur l'état pathologique des ascendants est la règle habituelle dans la clinique hospitalière.

En dépit de l'incertitude qui régnera longtemps encore sur cette partie de l'étiologie, il est cependant permis de penser que la syphilis héréditaire doit agir tout au moins comme cause prédisposante en débilitant profondément l'organisme.

Est-il besoin de dire que de mauvaises conditions d'hygiène et d'alimentation viendront aider au développement des manifestations de la scrofule, soit acquise, soit innée. M. Bernutz insiste avec juste raison sur ce fait que l'esthiomène se développe chez les femmes appartenant aux dernières couches sociales. Sauf de très-rares exceptions, cette lésion ne s'observe, en effet, que chez les filles d'auberge, les femmes entretenues de bas étage où les gourgandines de barrière. Bien que nous ne voulions pas considérer les habitudes professionnelles de ces malheureuses comme la cause déterminante de cette localisation de la scrofule, on est bien obligé d'accorder une part prépondérante à la misère crapuleuse dans laquelle elles semblent se complaire. Le manque absolu de tout soin de propreté locale, les traumatismes divers dont la région vulvo-anale est le siége, l'irritation continuelle due à des excès de toutes sortes et à la présence d'écoulements vaginaux de nature diverse, sont incontestablement des causes d'importance majeure dont il faut tenir compte dans la genèse de cette affection. Elles expliquent dans un certain nombre de cas cette anomalie, singulière au premier abord, que l'esthiomène s'observe de préférence chez les femmes appartenant aux bas fonds de la société.

NATURE.

Nous n'insisterons pas sur cette partie de notre travail. « L'esthiomène est une manifestation et une manifestation grave de la scrofule » (Bernutz). Quoi qu'en disent Virchow, Auspitz et les coryphées de l'école allemande sur l'origine des différentes variétés de lupus, on est bien obligé de reconnaître avec Bazin qu'au fond de toutes les descriptions, c'est la scrofule que l'on rencontre, c'est-à-dire l'identité de nature. Ce que les maîtres illustres de l'école française, Alibert, Baudelocque, Milcent, Devergie, Hardy et Bazin ont surabondamment démontré pour le lupus de la face, est également vrai pour le lupus des parties génitales externes.

La différence de siége ne saurait entraîner une transformation de nature. Au surplus, la marche de la lésion, ses caractères extérieurs, sa durée, sa terminaison, les modifications qu'elle subit sous l'influence d'un traitement antistrumeux viennent corroborer les résultats de l'anatomie pathologique et confirmer la nature essentiellement scrofuleuse de l'esthiomène.

MARCHE. — DURÉE. — TERMINAISON.

Marche. — On n'a pas observé à la vulve l'analogue du lupus vorax de la face. Lenteur et indolence, tels sont les deux caractères principaux de la marche de l'esthiomène, d'une chronicité si souvent désespérante. Il détruit et use molécule à molécule, émiettant pour ainsi dire les parties qu'il envahit. La variété perforante est la plus grave de toutes : elle s'accompagne souvent de délabrements considérables de la région. Siégeant de préférence au voisinage du méat, elle détruit le tubercule antérieur du vagin, gagne le canal de l'urèthre, peut s'étendre jusqu'au ligament sous-pubien et amener entre la vessie et le conduit vaginal des désordres irréparables.

On a vu le rectum, décollé dans une grande partie de son étendue, flotter appendu dans un véritable cloaque constitué par la destruction de la moitié du périnée. Dans ces cas, les troubles fonctionnels sont des plus graves : incontinence des urines, des matières fécales, rétrécissement de la cavité vaginale par suite de l'hypertrophie œdémateuse des parties voisines de l'ulcère, menace incessante de péritonite par perforation de la paroi postérieure du vagin, fistules diverses, telles sont les complications multiples qui peuvent survenir.

Durée. — Toujours très-longue. On verra dans les observations citées que la lésion avait parfois plusieurs années de date et que dans les cas heureux où l'on a obtenu une certaine amélioration, celle-ci s'est fait attendre de longs mois.

Terminaison. — Quoique souvent incurable, l'esthiomène a pu cependant guérir un certain nombre de fois. Dans d'autres circonstances on a pu obtenir une amélioration très-sensible. Nous citerons enfin, sans pouvoir toutefois apporter d'observation probante à l'appui, la possibilité d'une guérison prompte et rapide grâce à une heureuse complication d'érysipèle. Ce fait a été signalé à bon droit pour le lupus de la face, et nous voulons bien croire qu'il peut en être de même pour la région vulvaire.

Ja ne reviendrai pas sur les complications multiples qui peuvent survenir et amener la mort, soit par péritonite, soit par cachexie. Je signalerai seulement l'atrophie de certaines parties, le resserrement et l'atrésie possible de divers conduits (canal uréthral, anneau vulvaire, vagin), par suites de réparations vicieuses.

DIAGNOSTIC DIFFÉRENTIEL

L'esthiomène, dans ses différentes formes, peut être confondu avec des affections très-diverses : l'eczéma chronique, l'érysipèle, le psoriasis, l'herpès circiné, le molluscum, la lèpre, l'éléphantiasis, le cancer et l'épithélioma, l'ulcère phagédénique, enfin et surtout avec différentes formes de syphilides.

L'eczéma chronique de la vulve, souvent entretenu par la malpropreté, par un écoulement irritant, par le pas-

sage d'une urine chargée de sucre (intertrigo diabétique),
rend la peau de la région vulvaire rouge, tendue, épaissie et douloureuse; mais, en l'absence même de toute
vésicule caractéristique, on le reconnaîtra toujours à
l'aspect ridé de la peau dont les plis sont augmentés, au
prurit, aux démangeaisons insupportables, au grattage
violent qu'il provoque et qu'on ne retrouve pas aussi
accusé dans l'esthiomène érythémateux, lequel donne tout
au plus lieu à quelques picotements généralement très-
supportables. On ne trouvera d'ailleurs jamais dans l'eczéma ces cicatrices sans plaie antérieure qui caractéri-
sent la scrofulide érythémateuse.

L'*érysipèle* peut affecter primitivement la région vulvaire et y rester localisé; mais il présente des phénomènes
généraux qui ne se retrouvent jamais dans le lupus
génital, affection essentiellement locale, sans fièvre, sans
douleur à la pression. Dans l'érysipèle, la peau est brû-
lante, d'un rouge vif et non d'un rouge violacé ou livide;
la partie malade, souvent recouverte de quelques phlyc-
tènes, est limitée par un rebord saillant; le gonflement
s'étend peu à peu aux parties voisines, par poussées suc-
cessives, en faisant la tache d'huile, suivant l'heureuse
expression du professeur Hardy.

Si l'érysipèle peut, sous l'influence de la congestion
menstruelle, prendre une allure périodique, jamais il ne
devient absolument chronique, et jamais il ne présente la
lenteur d'évolution du lupus érythémateux. Jamais non
plus il ne se termine par des cicatrices, à moins que l'on
n'ait omis de séparer par un pansement convenable les
grandes lèvres ulcérées dans le cours de la maladie.

L'érysipèle vient quelquefois compliquer le lupus de la
face et le plus souvent c'est un accident heureux; on

voit alors l'hypertrophie diminuer, et parfois la maladie guérir avec une rapidité inattendue. Une fois seulement (obs. 6), il paraît avoir eu une influence analogue dans un cas d'esthiomène chez une des malades que nous avons observées : mais l'amélioration produite n'a pas été de longue durée. Bien plus j'ai noté trois fois (obs. 1, 1 *bis* et 5), l'érysipèle comme accident de début dans l'apparition de l'esthiomène.

Le *psoriasis circiné* présente bien des taches ou des plaques d'un rouge plus ou moins obscur, mais ces plaques sont recouvertes de squames assez larges, argentées, d'un blanc nacré, et non de ces lamelles furfuracées fines et grises qui recouvrent quelquefois l'esthiomène. On trouvera d'ailleurs sur d'autres points du corps, aux genoux, aux coudes, au cuir chevelu, des plaques de psoriasis nettement caractérisées.

L'*herpès circiné* n'est pas très-rare à la vulve où il est généralement transporté par le menton de l'homme et où il produit une affection analogue au sycosis. On trouve alors des tubercules disséminés sur le pénil, quelquefois offrant la forme circinée sur un fond rouge. Mais ces tubercules siégent chacun à la racine d'un poil, ont une couleur rouge inflammatoire, et se terminent par suppuration. Les poils, décolorés çà et là, tombent, cèdent facilement, se laissent cueillir (Hardy); rien de semblable dans l'esthiomène.

Le *molluscum* est rare aux parties génitales, et le plus souvent alors il est généralisé à une grande partie du tégument externe. Les tubercules qui le constituent sont assez gros, persistent indéfiniment, offrent une coloration rosée; ils présentent, sur la partie la plus saillante de la tumeur, un petit pertuis par où la pression, tout à fait exempte de douleur, fait sortir une matière grasse, caséeuse. Au doigt qui les écrase, ils donnent la sensation d'un grain de raisin flétri à moitié vide (Hardy); ils ne reposent jamais sur une peau saine, ils sont très-durs et parfois ils sont pédiculés. Ces caractères permettent de les distinguer facilement des tubercules du lupus génital.

Dans la *lèpre*, les tubercules sont aplatis, étalés ; ils ont une grande tendance à se confondre, ont une couleur sombre ou bistre, sont absolument *insensibles* et accompagnés de taches *anesthésiques* d'une couleur jaune fauve tout à fait caractéristique. Ils s'ulcèrent quelquefois, mais très-superficiellement, et sur les cicatrices épaisses et dures qui en résultent, il ne se développe jamais de nouveaux tubercules. La desquamation se fait en minces lamelles assez larges et non en poussière furfuracée.

L'*éléphantiasis* des parties génitales n'est pas toujours facile à distinguer de l'esthiomène hypertrophique. Cependant, dans l'éléphantiasis des Arabes, si la peau est épaissie, elle l'est en général dès le début sur une grande surface ; elle ne présente jamais de tubercules et n'offre point la coloration rouge livide et foncée des scrofulides. Au pourtour des parties malades, on ne trouve point cette bordure de petits tubercules qui manque rarement dans le lupus.

Ajoutons que l'affection a été précédée de lymphites répétées, que le derme après avoir acquis une épaisseur de plusieurs centimètres ne présente pas de desquamation furfuracée, d'ulcérations, ni de cicatrices par résorption, et qu'enfin si la peau a changé de couleur, ce qui n'arrive pas toujours, elle présente la coloration des parties fortement variqueuses.

Les différentes formes du cancer, qui toutes peuvent se rencontrer à la vulve, sont en général assez faciles à distinguer de l'esthiomène.

Les ulcérations du *squirrhe*, de l'*encéphaloïde*, n'attaquent pas primitivement la peau ; le point de départ est sous-cutané ; la maladie cutanée n'est pour ainsi dire qu'accessoire, secondaire.

Les tubercules du *cancer cutané*, affection très-rare, sont ordinairement en petit nombre, assez durs, disposés suivant le trajet des lymphatiques ; en général, il ne provoquent pas de démangeaison, mais donnent lieu à des douleurs profondes. D'abord limités, ils peuvent s'étendre à tout le corps ; ils ont une grande tendance à s'ulcérer ; ils ne sont jamais solitaires, et à leur voisinage on trouve des arborisations vasculaires qui ne se rencontrent jamais dans les tubercules de l'esthiomène.

Dans l'*épithélioma*, le point de départ peut être un tubercule ou un noyau douloureux le plus souvent ; mais de bonne heure, on trouve des ulcérations caractéristiques. Les ulcères cancéreux ont des bords comme transparents, indurés, irrégulièrement épaissis, sous forme de bourrelet saillant au-dessus des parties voisines, leur fond est végétant, anfractueux, fongueux ; de plus, ces ulcérations ont peu de tendance à la cicatrisation ; ils ne se recouvrent pas de croûtes sèches, épaisses. Les ganglions voisins finissent souvent par s'engorger, et l'un d'eux acquiert rapidement un volume considérable.

L'âge des malades peut venir aussi en aide au diagnostic ; l'esthiomène apparaît dans la jeunesse ou l'âge mûr ; le cancer se développe beaucoup plus tard. Le siége de l'ulcération n'est pas le même non plus, le cancer débute de préférence par le clitoris ou par les petites lèvres, le lupus par les grandes lèvres.

L'*ulcération tuberculeuse* n'a pas été signalée, que nous sachions, aux parties génitales de le femme ; l'analogie de structure de ces parties, avec celles de l'homme où elle a été vue, permettrait cependant de l'admettre. On la reconnaîtrait à sa forme linéaire et fissurée, à ses bords taillés à pic ; en même temps on constaterait aux sommets du poumon des signes avancés de tuberculose.

La *gangrène de la vulve* peut détruire une grande étendue des téguments ; elle se reconnaîtrait facilement à sa marche rapidement extensive, à son odeur gangréneuse, aux circonstances dans lesquelles elle s'est développée (dans le cours de la variole, de la rougeole...,) et à sa terminaison rapidement fatale.

Le *chancre phagédénique* dans ses deux formes, serpigineuse et térébrante, pourrait également être confondu avec l'esthiomène. Le vice scrofuleux et la malpropreté jouent, chacun le sait, un rôle capital dans l'étiologie du phagédenisme. Néanmoins le chancre phagédénique se reconnaîtra à ses bords festonnés, plus ou moins décollés, parfois amincis, souvent épais, engorgés et douloureux à la base ; le fond de cet ulcère est grisâtre, parfois revêtu d'une fausse membrane assez adhérente qui baigne dans un liquide sanieux, *inoculable*. L'ensemble de ces caractères permettra toujours de faire le diagnostic.

Dans la majorité des cas, il est facile de distinguer l'esthiomène qui est scrofuleux des manifestations cutanées de la syphilis.

Dans la lésion scrofuleuse, la peau est épaissie, indurée, comme matelassée ; elle est d'un rouge foncé, vio-

lacé, livide, obscur, et cette coloration disparaît momentanément sous la pression du doigt. Dans la syphilis, la
coloration est spéciale, d'un rouge cuivré, rouge de vieux
jambon, disait Fallope : elle ne disparaît pas sous la
pression du doigt.

Les tubercules scrofuleux sont solitaires ou disposés
en petits groupes sur une région nettement limitée ; les
tubercules syphilitiques sont multiples, disséminés par
tout le corps ou groupés de manière à former des figures
circulaires, des segments de cercle, des arcs juxtaposés
ou concentriques. Ils ont une grande tendance à s'ulcérer et ne s'affaissent jamais en laissant une cicatrice
non précédée d'ulcération.

Les ulcérations scrofuleuses, généralement circonscrites, sont plus grandes qu'elles ne paraissent ; leurs
bords sont violacés, amincis et décollés ; leur fond est
terne, sanieux, présente l'aspect de chair lavée et
sécrète un liquide peu plastique, assez abondant. Ce pus
séro-roussâtre, mal lié, se concrète en croûtes molles,
peu épaisses, d'un gris jaunâtre, quelquefois noirâtres
quand il y a du sang mélangé au pus. Les croûtes sont
peu adhérentes, peu enfoncées, humides à leur face profonde.

Les ulcérations syphilitiques sont arrondies et non
irrégulières ; leurs bords sont taillés à pic et colorés en
brun cuivré, jamais décollés ; leur fond est grisâtre,
comme membraneux, saigne assez difficilement et
sécrète un pus peu abondant mais assez plastique qui
donne naissance à des croûtes épaisses, rugueuses, d'un
gris verdâtre, stratifiées à la façon d'une écaille d'huî-
tre, très-tenaces et très-adhérentes, enchâssées dans le
derme à la façon d'une pierre dans son chaton, et recou-

vertes sur leurs bords par une collerette épidermique sur laquelle Biet a insisté avec raison.

A ces ulcérations différentes succèdent des cicatrices non moins diverses. La cicatrice syphilitique est lisse, mince, superficielle, très-légèrement déprimée, à peine gauffrée quand elle l'est ; elle offre une coloration violette, bistre, qui disparaît peu à peu, de sorte qu'à la fin il y a une dépigmentation qui, partie peu à peu du centre, gagne la circonférence, et la cicatrice devient plus blanche que les parties voisines. Les cicatrices scrofuleuses sont irrégulières, rougeâtres, inégales à la surface, striées, gauffrées, profondes et souvent adhérentes. Elles peuvent amener l'atrésie des orifices naturels, ce qu'on ne voit jamais dans la syphilis.

Ces caractères objectifs n'ont pas, pris chacun isolément, une valeur absolue ; pour établir le diagnostic différentiel, on s'appuiera sur l'ensemble des caractères communs ; surtout l'on tiendra compte des phénomènes concomitants : absence totale de démangeaison persistante dans les syphilides, moins absolue dans les scrofulides ; polymorphie des syphilides, dont on trouve souvent plusieurs échantillons sur le même sujet à un moment donné ; marche différente : les syphilides persistant moins longtemps sur même point, avec la même forme, que les scrofulides, qui restent souvent fixées sur une même région, sans aucun changement, pendant de longues années.

Avouons enfin que, dans un grand nombre de cas, il faudra recourir aux antécédents sur lesquels malheureusement on ne peut pas toujours compter d'une manière certaine, le malade induisant quelquefois le médecin en erreur, volontairement ou involontairement, et des accidents antérieurs de syphilis ou de scrofule ne prouvant nullement qu'une lésion actuelle soit syphilitique ou scrofuleuse.

Les médecins les plus expérimentés ont rencontré de ces cas dans lesquels il leur a été impossible de se prononcer immédiatement sur la nature d'une affection tuberculeuse, ulcéreuse ou hypertrophique.

TRAITEMENT.

La médication de l'esthiomène se composera de deux parties.

1° Du traitement général.

2° Du traitement local.

Traitement général. — On peut faire beaucoup pour abréger la durée de la maladie, sinon la guérir.

Il faut insister sur les amers : la gentiane, le houblon, sur le quinquina et les toniques;

On donnera l'huile de foie de morue, le médicament par excellence de la scrofule; on le donnera à forte dose, de 3 à 5 cuillerées à bouche par jour.

L'iodure de fer est aussi un bon médicament qu'on peut donner en pilules ou en sirop, en l'associant au besoin avec l'huile de morue.

L'iodure de potassium sera très-utile à la dose de 1 à 3 ou 4 grammes par jour, surtout dans les cas d'ulcérations profondes.

Dans la forme érythémateuse, on préférera le chlorure de calcium ou le chlorure de sodium, 2 à 4 grammes par jour pendant plusieurs mois consécutifs, car ici la guérison se fait attendre des mois ou même des années.

On peut retirer aussi un grand avantage des eaux minérales, surtout des eaux chlorurées sodiques : Salins, Salies de Béarn, Kreuznach... ou bien encore des eaux sulfureuses, fortes et chaudes : Luchon, Barèges, Aix-la-Chapelle.

L'hygiène sera l'objet d'une surveillance attentive. On insistera sur la nécessité d'une bonne nourriture (viandes rôties, aliments très-salés, légumes verts, bon vin, café), d'un bon lit, du repos, d'un exercice modéré au grand air. On recommandera le séjour à la campagne, surtout au bord de la mer, les bains de mer (à la lame ou à la baignoire), et même l'eau de mer en boisson (un demi-verre matin et soir).

En résumé, attaquer la diathèse scrofuleuse par tous les moyens appropriés, éviter toutes les causes de débilitation de l'organisme, telle est l'indication primordiale dans les cas d'esthiomène.

Traitement local. — En second lieu, le traitement local consistera dans des soins de propreté excessifs, des bains fréquents, des lotions et des injections diverses, répétées plusieurs fois par jour. Il faudra éviter tout ce qui peut amener vers les organes génitaux un afflux sanguin trop considérable. Enfin il faut combattre la lésion ulcéreuse, soit par des pansements, soit par des opérations chirurgicales.

Les solutions et les poudres actives le plus fréquemment employées sont : eau de chaux, vin aromatique, glycérine, teinture d'iode, coaltar saponiné, etc.

Nous avons pour notre part obtenu d'excellents résultats de sulfure de carbone iodoformé. Les poudres de quinquina, de bismuth et d'iodoforme sont d'un usage fréquent. Il sera parfois utile d'exciter la plaie par les caustiques divers, nitrate d'argent, chlorure de zinc, pâte de canquoin, fer rouge, etc.

A notre sens, le chirurgien ne doit intervenir que dans les cas d'absolue nécessité et lorsque l'ulcération très-étendue a entraîné des décollements considérables. La fréquence des récidives d'une part, de l'autre la difficulté d'obtenir une cicatrisation complète des plaies qui surviennent chez les scrofuleux, nous porte à reculer le plus possible l'intervention chirurgicale.

CONCLUSIONS.

L'esthiomène est une affection de nature strumeuse que l'on voit survenir chez les femmes de condition inférieure, vivant dans de mauvaises conditions d'hygiène. Il se montre de 12 à 45 ans, tant que dure le fonctionnement de l'ovaire. Dans quelques cas exceptionnels, on le voit succéder à l'âge critique.

Il affecte trois formes principales (ulcéreuse superficielle, ulcéreuse profonde, et ulcéreuse hypertrophique.)

L'esthiomène s'oberve presque toujours chez les individus manifestement scrofuleux.

Ce n'est que *très-exceptionnellement* qu'il constitue une des formes de la scrofule fixe primitive (obs. Curtis).

Dans plus d'un tiers des cas, il coïncide avec la tuberculose pulmonaire.

Il coexiste aussi avec d'autres scrofulides cutanées.

Son début est annoncé le plus souvent par un écoulement blanchâtre (catarrhe scrofuleux génito-urinaire), bientôt suivi d'un vif besoin de démangeaison.

Parfois l'écoulement menstruel cesse pendant toute la durée de l'affection.

L'esthiomène ne s'accompagne pas d'ordinaire de ganglite inguinale. La marche est lentement progressive; sa durée longue ; son pronostic toujours grave. Le diagnostic est parfois très-difficile et il importe de ne négliger aucun antécédent. Les commémoratifs, l'âge de la lésion, l'existence d'éruptions concomitantes ou d'anciennes cicatrices, l'absence de douleur seront indépendamment des caractères objectifs, de puissants auxiliaires pour établir la diagnose.

Enfin, en cas d'hésitation, il faudra se rappeler que la pierre de touche de l'affection sera toujours le traitement. Celui-ci devra être à la fois général et local.

___

Observations.

Obs. I. — **Esthiomène hypertrophique et ulcéreux de la région ano-vulvaire. — Mort. — Publié par M. Leroy des Barres, interne des hôpitaux (Bullet. de la Soc. anat, 1878).**

C..... (Françoise), âgée de 27 ans, fille publique, entre à l'hôpital de la Pitié, le 8 novembre 1869 (service de M. Trélat).

Antécédents. — Offre les attributs d'une constitution scrofuleuse; blonde, face bouffie, assez colorée; lèvres épaisses ; nez gros et court; elle a un certain embonpoint; chairs molles et flasques. Il n'existe ni cicatrice d'écrouelles, ni engorgement ganglionaire; pas d'ophtbalmie ancienne ou récente ; aucune trace de suppuration osseuse; les membres sont le siége d'une éruption eczémateuse d'origine déjà ancienne ; toujours assez mal réglée; depuis quelques années flueurs blanches; pas d'enfants. Aucun antécédent syphilitique.

Le début de son affection remonterait seulement à deux ans et demi ou trois ans : quelques boutons auraient alors fait saillie au pourtour de l'anus, puis se seraient ulcérés. Eprouvant quelques douleurs au moment de la défécation, la malade se décide à entrer à l'hôpital d'Angers, et là subit une opération que le récit confus qu'elle en donne ne permet pas de caractériser. Vers la fin de 1867, étant venue à Paris, elle est soumise, dans le service de M. Verneuil, à un traitement anti-syphilitique pour des ulcérations, dit-elle, qu'elle portait à la vulve et à l'anus, et contre lesquelles tout traitement local serait resté inefficace.

Pendant son séjour à l'hôpital de Lariboisière, elle aurait eu un *érysipèle de la vulve*. En 1868, elle vient à la Pitié, et là, dans le service de M. Broca, suit de nouveau, mais sans succès, un traitement anti-syphilitique. La région ano-vulvaire était, à cette époque, le siége de désordres assez étendus; mais, en raison de la persistancee de la cloison recto-vaginale, M. Broca aurait un instant songé à pratiquer la périnéorraphie. Sur ces entrefaites, cette fille quitte l'hôpital pour s'y présenter une seconde fois, le 8 octobre 1869, et être admise par M. Trélat.

État de la région ano-vulvaire. — Le plancher périnéal n'est plus qu'une vaste surface ulcéreuse et végétante, ovalaire, à grand diamètre antéro-postérieur, limitée en avant et sur les côtés par la saillie considérable que forment les grandes lèvres hypertrophiées, et en arrière par un bourrelet œdémateux qui leur fait suite, et dont les extrémités viennent se terminer près de la pointe du coccyx en une sorte de commissure. Les mamelons et les tubercules sans nombre qui s'élèvent de cette surface violacée laissent entre eux des sillons ou de véritables anfractuosités, mais il n'est plus possible, sans un examen méthodique, de reconnaître là les orifices des divers conduits qui s'ouvrent à ce niveau, ni de retrouver les diverses parties qui forment le plancher du périnée.

Le pénil est envahi par un œdème assez dur. Les grandes lèvres ont le triple de leur volume normal et donnent aussi la sensation d'un œdème dur et résistant. Leur extrémité antérieure n'offre point d'autres modifications; à sa partie moyenne, leur face muqueuse est légèrement ulcérée çà et là; par leur extrémité postérieure, ces replis viennent se confondre avec le bourrelet cutané qui limite en arrière la région envahie par la maladie. Ce bourrelet est œdémateux, d'un rouge violacé, et présente sur son bord libre ou interne des saillies très-accusées; à droite, il en est une du volume d'une noisette, en arrière de laquelle s'étale en un anneau membraneux une lame de tissu perforée à son centre; du côté gauche, se fait remarquer un petit mamelon qu'une ulcération peu étendue isole d'une masse grossièrement lobulée, assez analogue à un amas de condylomes.

En dedans des plis génito-cruraux, la peau dure et épaisse porte de chaque côté de petits tubercules secs, dépourvus de croûtes, à surface légèrement ridée, variant de la grosseur d'un pois à celle d'une cerise; six se sont développés à droite, ils sont assez éloignés les uns des autres (2 à 3 cent. de distance), tandis que ceux du côté gauche, au nombre de cinq, sont réunis en un seul groupe.

Les petites lèvres conservent leur disposition normale à leur extrémité antérieure, où elles sont cependant légèrement tuméfiées; en arrière, au contraire, elles sont brusquement interrompues : la nymphe droite, décollée et rejetée en dehors, se perd sur une ulcération à bords élevés et à fond grisâtre, mesurant près de 3 cent. de longueur sur 1 cent. et 1/2 de largeur; la nymphe gauche a sa longueur habituelle, mais elle est aussi décollée, ulcérée sur divers points, et son bord est plus irrégulièrement et plus profondément dentelé que de coutume. Le clitoris est entièrement recouvert de son capuchon hypertrophié et œdémateux.

Le vestibule de la vulve, plus profond et plus spacieux que d'ordinaire, est entouré de tubercules assez nombreux. Des saillies analogues, et dont le volume varie de la grosseur d'un pois à celle d'une noisette, marquent le méat urinaire; si l'on vient à écarter celles-ci, on voit l'orifice béant de l'urèthre, où le doigt pénètre sans difficulté jusqu'à la racine de la troisième phalange du doigt indicateur. L'introduction d'une sonde dans la vessie est d'une extrême facilité. On s'assure ainsi qu'il n'existe ni épaississement, ni induration de ce conduit, et que celui-ci, loin d'être rétréci, comme on pourrait le supposer au premier abord, est au contraire manifestement dilaté.

On ne rencontre plus au-dessous de l'urèthre la colonne antérieure du vagin ; mais on tombe au fond d'un sillon qui, dans sa circonférence, enveloppe un îlot de mamelons très-proéminents, dont quelques-uns même ont acquis le volume d'un marron. Avec une sonde on écarte facilement ces mamelons, et l'on aperçoit dans leur intervalle le vagin entièrement séparé de l'ouverture vulvaire. Le toucher indique bien que les parois de ce canal sont hypertrophiées à leur extrémité inférieure; mais on ne constate ni induration, ni brides cicatricielles, ni rétrécissement. Aucune tumeur n'a pris naissance dans le bassin ; le col utérin a sa forme et sa consistance normale. L'application du spéculum permet d'affirmer l'absence de toute altération pathologique de ce côté.

La fosse naviculaire et la fourchette ont disparu; la portion du périnée, comprise entre la vulve et l'anus, ainsi que l'anus lui-même n'existe plus. Une excavation, profonde de 2 à 3 centimètres, d ue au décollement de la cloison recto-vaginale, isole l'îlot mame lonné où s'ouvre le vagin, de l'infundibulum où s'abouche le rectum. La portion rectale de la cloison, aujourd'hui entièrement cicatrisée, forme entre ces deux conduits un éperon fort saillant. On peut facilement circonscrire l'extrémité inférieure du rectum dont la surface est d'un rouge violacé et sillonnée de nombreux plis longitudinaux. Comme le vagin, l'orifice inférieur du tube digestif est environné de mamelons et de crêtes; mais ceux-ci ne l'obstruent pas complètement. Enfin, tout à fait en arrière, près du coccyx, est creusée une petite fossette qui admet l'extrémité d'une sonde de femme.

Toutes ces surfaces ont une coloration rouge, en certains points violacée; l'œdème leur donne de la dureté et une grande épaisseur; partout elles font éprouver au doigt une résistance élastique considérable; mais elles ne sont en aucun point indurées. — De ces parties, les unes, envahies par l'ulcération, ont perdu leur poli; les autres, irrégulièrement cicatrisées, revêtent l'aspect d'une muqueuse. Le doigt ne détermine pas de douleur à la pression et ne donne lieu à aucun écoulement de sang; du reste, il ne s'est jamais produit d'hémorrhagie. Quelques douleurs avec sensation de cuisson et de chaleur surviennent au moment du passage des urines ou des matières fécales; mais dues à une irritation directe, elles ne tardent pas à s'apaiser, pour ne reparaître qu'avec le retour des mêmes causes.

On ne trouve ni croûte ni amas d'épithélium sur les points ulcérés, mais il se fait à ce niveau un écoulement sanieux, séro-muqueux, incolore; parfois cet écoulement est assez abondant; il s'y ajoute souvent aussi un flux leucorrhéique.

Malgré la dilatation du conduit urinaire et la destruction de la région anale, la malade conserve assez facilement ses urines et ses matières fécales. Nulle part il n'y a de communication anormale entre les divers conduits.

Du côté de l'aine, il faut noter l'absence de tout engorgement ganglionnaire.

Etat général. — Peu satisfaisant; au cœur un bruit anémique qui se prolonge dans les vaisseaux du cou; fonctions respiratoires régulières; quant aux fonctions digestives, elles s'accomplissent passablement.

La malade allait chaque jour s'affaiblissant, quand, le 10 janvier sans cause connue, elle est prise *de diarrhée* et *de vomissements*. — Diarrhée abondante; vomissements composés d'aliments et de boissons fréquents ; de plus, de violentes coliques et une douleur intolérable au niveau de l'épigastre. Ventre légèrement ballonné ; la pression cependant n'est pas douloureuse. La palpation ne permet de constater l'existence d'aucune tumeur. Bismuth et opium et application de cataplasmes laudanisés.

Les vomissements diminuent de fréquence les jours suivants; aqueux ou colorés par quelques filets de bile ; la diarrhée pendant ce temps ne s'amende point. Douleur épigastrique exagérée ; la malade se tord dans son lit ; jour et nuit cris et gémissements. Les injections sous-cutanées de chlorhydrate de morphine répétées deux fois par jour (4 centigr.), et l'emploi de l'opium procurent à peine un soulagement momentané. La région ano-vulvaire est aussi le siége de douleurs cuisantes qu'il faut attribuer au passage incessant des urines et des matières fécales. Œdème des membres inférieurs qui envahit la paroi abdominale ; toutefois, pas d'ascite. Le cœur n'est le siége d'aucun bruit anormal. Les urines, examinées à différentes reprises, présentent à peine quelques traces d'albumine.

C'est au milieu de ces accès de douleurs et de contorsions horribles que la malade succombe, le 20 février, à 10 heures du soir.

Obs. II. — Esthiomène hypertrophique et ulcéreux de la région vulvaire. — (Nous devons à la bienveillante sympathie de notre excellent maître, M. le Dr Polaillon, l'heureux privilége de publier *in extenso* cette observation dont une communication orale a été faite à la Société de chirurgie).

Le 25 mai 1872, est entrée à l'hôpital de Lourcine une femme de 55 ans, qui portait aux parties génitales un ulcère dont j'ai fait faire le moule.

Les grandes lèvres présentaient une coloration rosée et une tuméfaction qui n'était pas produite par de l'œdème, mais par une sorte d'hypertrophie.

Le clitoris et les nymphes étaient gonflés, légèrement indurés, lisses à leur surface et recouverts d'une teinte rouge-violacée, très foncée.

Après avoir écarté les petites lèvres, je rencontrai, à l'entrée du vagin, un ulcère qui occupait tout le pourtour de ce conduit et qui pénétrait dans sa cavité. En introduisant le spéculum de Bozemann et en l'inclinant dans différents sens pour reconnaître jusqu'à quelle hauteur le mal s'étendait, je pus voir que l'ulcération avait envahi d'avant en arrière une zone du vagin qui mesurait environ trois centimètres soit au niveau de la fourchette, soit au niveau du méat urinaire, soit sur les côtés de l'orifice vaginal. Plus profondément la muqueuse du vagin était saine.

Le bord antérieur de l'ulcération suivait une ligne circulaire qui partait de la fourchette, gagnait la face interne de la petite lèvre droite, puis le clitoris qui était entamé, et revenait à son point de départ en descendant sur la face interne de la petite lèvre gauche. Ce bord n'était pas décollé, ni taillé à pic, excepté au niveau de la fourchette où l'ulcération creusait en profondeur. Dans tous les autres points, il était peu saillant et semblait même se confondre çà et là avec le fond de l'ulcère par un commencement de travail de cicatrisation.

Le bord postérieur était plus irrégulier et plus sinueux que l'antérieur. Il était formé par la muqueuse du vagin épaissie et décollée par places.

L'ulcère avait un aspect phagédénique. Une sorte de pus épais et filant recouvrait sa surface d'une couche jaunâtre. Cette couche purulente une fois enlevée, on trouvait une plaie peu granuleuse, saignant facilement et présentant, comme les bords, une coloration violacée, sombre. L'ulcère avait un fond très-irrégulier : au niveau de la fourchette il avait profondément entamé les tissus ; au niveau du méat il avait disséqué l'extrémité inférieure de l'urèthre qui se présentait sous la forme d'un tubercule saillant, portant à son centre l'orifice du canal urinaire ; du côté du vagin, il rongeait la muqueuse et les tissus sous-jacents.

La malade n'accusait aucune douleur et nos explorations n'en occasionnèrent pas. La miction était restée facile et indolente. La défécation n'était pas gênée. L'entrée du vagin était un peu rétrécie, en raison du gonflement des tissus circonvoisins.

Il s'agissait de savoir quelle était la nature de cet ulcère. Etait-ce un chancre syphilitique ou un chancre simple devenu phagédénique ? Etait-ce un ulcère cancroïdal ? Etait-ce un de ces ulcères qui s'observent si rarement et que M. Huguier a le premier décrit sous le nom d'esthiomène perforant de la vulve.

Les antécédents et l'examen des symptômes concomitants devaient nous conduire au diagnostic.

La maladie avait débuté il y a dix-huit mois *par un écoulement vaginal* médiocrement abondant et produisant sur le linge des taches jaunes et quelquefois sanguinolentes. La malade, qui avait complètement perdu ses règles depuis deux ans, s'en étonna mais

Fiquet.   4 ne s'en inquiéta pas en raison de l'absence complète des douleurs. Six mois plus tard, elle s'aperçut, en se livrant à des soins de propreté, qu'elle portait au niveau de la fourchette un bouton dur, complètement indolent.

Depuis un an, la malade a eu à subir de nombreux chagrins, tels que la mort de son mari et la liquidation de son petit commerce. Ayant été obligée de se placer comme domestique, elle eut à supporter beaucoup de fatigues. Sa santé s'altéra et *l'écoulement purulent* et *sanguinolent* du vagin devint *très-abondant*. Pendant quatre ou cinq mois, sentiment de prurit et besoin de démangeaisons parfois insupportable. En même temps la face se couvrit d'une *éruption confluente* et *persistante* de *boutons rouges* dont quelques-uns devenaient purulents à leur sommet. Ses maîtres s'en inquiétèrent. D'après l'avis d'un médecin qui considéra cette femme comme atteinte d'une maladie vénérienne, elle entra à l'hôpital de Lourcine.

Soumise à notre examen, nous constatâmes l'ulcère que nous venons de décrire. Elle affirmait n'avoir jamais eu de maladie vénérienne. Elle n'en portait du reste aucune trace. Il n'y avait sur la peau du corps aucune tache, aucune éruption, aucune cicatrice pouvant faire croire à une ancienne affection syphilitique. Il n'y avait pas d'engorgement ganglionnaire aux aines, ni à la nuque; pas de calvitie, pas d'angine invétérée, pas de douleurs ostéocopes. L'éruption qui couvrait la face n'était point de nature syphilitique, c'était cette scrofulide tuberculeuse qu'on appelle vulgairement *couperose* ou *acné rosacea*. J'étais donc fondé à rejeter l'idée d'un chancre syphilitique ou d'une syphilide ulcéreuse devenue phagédénique.

J'inoculai le pus de la surface de l'ulcère. L'inoculation fut négative. Je n'avais donc pas affaire non plus à un chancre simple phagédénique, à moins d'admettre que ce chancre eût perdu sa contagiosité, cas tout à fait exceptionnel.

Je ne m'arrêtai pas longtemps à l'idée d'un ulcère cancroïdal. L'absence d'une verrue ou d'une tumeur ayant précédé l'ulcération, l'absence de douleurs, l'absence d'engorgement ganglionnaire, la prédilection de l'ulcère à envahir la muqueuse des parties génitales à l'exclusion de la peau, la forme même des bords de l'ulcère furent les raisons qui m'éloignèrent de l'idèe d'un cancroïde.

Restait l'ulcère esthioménal. Huguier a montré qu'il coïncide avec l'acné rosacea du visage, ce qui avait lieu sur cette femme. Il a montré en outre qu'il débute par un écoulement vaginal, qu'il n'attaque que les parties cachées de la vulve, qu'il dissèque l'extrémité inférieure de l'uréthre et du vagin et qu'il s'accompagne d'un gonflement rouge violacé des petites lèvres et d'une sorte de tuméfaction rosée des grandes lèvres, symptômes que nous observions chez notre malade. Je m'arrêtai donc au diagnostic d'esthiomène perforant de la vulve, affection que Bazin range dans les scrofulides ulcéreuses.

Restait à instituer le traitement. Comme la maladie était indolente et ne paraissait pas marcher avec rapidité, comme en outre le bord antérieur de l'ulcère avait de la tendance à la cicatrisation, je retardai le moment d'une intervention chirurgicale active pour recourir à des moyens internes.

Sous l'influence de l'iodure de potassium à l'intérieur, des bains sulfureux et des toniques, sous l'influence de pansements avec l'iodoforme, j'ai vu la cicatrisation faire de grands progrès et actuellement l'ulcère est presque cicatrisé.

Nous avons revu ces jours derniers la malade de M. Polaillon : la guérison s'est toujours maintenue ; il est vrai de dire que le traitement général a été suivi ponctuellement et que les soins de propreté les plus minutieux sont toujours observés. — L'état général est satisfaisant : aucune diathèse d'ailleurs n'existait chez les ascendants : l'acné rosacea persiste seule presque aussi accusée.

Obs. III. — Esthiomène hypertrophique et ulcéreux de la région anovulvaire. — Destruction de la paroi antérieure du vagin. — Fistule vésico-vaginale. — Publiée par M. Curtis, interne des hôpitaux (Annales de dermatologie et de syphiligraphie, 1870).

Marie A...., 30 ans, entre le 4 mars 1868 à Lourcine, service de M. Fournier.

Antécédents. — Dit avoir toujours été bien portante et très-robuste. Famille assez aisée ; n'a jamais connu ni les privations ni les grandes fatigues. Un interrogatoire minutieux ne révèle *aucun antédent de scrofule ou de syphilis*, soit chez elle, soit chez ses parents. Son père vit encore, elle a des frères qui sont absolument bien portants.

Réglée à 15 ans, toujours régulièrement.

Rapports sexuels pour la première fois il y a trois ans et demi ; accoucha, il y a deux ans et demi, au septième mois de sa grossesse, d'un enfant qui vécut six jours.

A Paris depuis deux ans, elle s'est placée comme domestique. Elle affirme avoir mené une vie parfaitement régulière et n'avoir jamais eu de rapports sexuels depuis son accouchement, c'est-à-dire depuis deux ans et demi.

Il y a un an, légères douleurs à l'anus lors de la défécation ; entre les garde-robes elle ne ressentait ni douleurs ni démangeaisons.

Elle commença, il y a six mois, à souffrir en urinant.

Ces symptômes attirèrent à peine son attention ; à ce point qu'elle ne consulta aucun médecin et ne fit aucun traitement.

Depuis trois semaines, incontinence d'urine qui la força à suspendre son travail ; sa maîtresse se plaignait de ce qu'elle mouillait les parquets de l'appartement. Cette infirmité seulement détermina la malade à entrer à l'hôpital.

N'a fait ancun traitement.

Etat actuel, le 9 mars 1868. — La malade est de petite taille; joue bien colorées; embonpoint assez considérable; un certain air de santé cependant, bien qu'on ne trouve pas chez elle de manifestations certaines de scrofule, elle présente quelques attributs non douteux du type scrofuleux ou du moins d'un tempérament lymphatique bien accusé : lèvres très-épaisses, nez épaté, cheveux d'un blond roux, *acné faciale,* chairs mollasses, certaine indolence d'allures, etc.

Nulle part on ne trouve sur le corps de stigmates de scrofule ou de syphilis ancienne.

Ce qu'on aperçoit d'abord, la malade étant couchée sur le lit à spéculum, c'est un groupe de productions mamelonnées, fongueuses, qui entourent et cachent l'anus. Les tumeurs constituent un bourrelet haut de 5 à 6 centimètres, et large de 1 à 2, recouvert d'une muqueuse d'un rouge sombre. En palpant ce bourrelet, on lui reconnaît une consistance moyenne, œdémateuse, bien différente de la dureté des néoplasmes carcinomateux ou épithéliaux. Quand on écarte fortement les fesses de manière à séparer les fongosités adossées, on découvre l'anus, et on voit que celui-ci, énormément élargi, présente l'aspect d'une vulve dont les lèvres seraient représentées par les appendices mollasses et déchiquetés qui s'élèvent de la marge de l'anus de chaque côté.

Les parois de l'infundibulum anal, aussi loin qu'on peut les apercevoir à l'aide d'un instrument dilatateur, sont ulcéreuses, irrégulières, jaunâtres et lardacées, mais elles n'offrent pas de caractères objectifs qu'on puisse qualifier de spécifiques. Elles sécrètent assez abondamment une matière sanio-purulente.

L'introduction du doigt fait sentir, aussi loin qu'on peut atteindre, des surfaces ulcérées et mamelonnées; mais les inégalités que l'on perçoit ne présentent pas de dureté cancroïdale. On retrouve encore ici une consistance plutôt œdémateuse que véritablement dure.

Au côté de la vulve, nous trouvons les grandes lèvres un peu volumineuses et rosées. Quand on les sépare, on reconnaît à la commissure inférieure une large surface ulcérée se continuant dans le vagin. Cette ulcération est anfractueuse, irrégulière, à fond jaunâtre, mais sans facies spécial.

Sur la paroi latérale de l'entrée du vagin, à droite, est une plaie plus superficielle, à fond jaunâtre, paraissant être en voie de réparation.

A la partie supérieure de l'entrée du vagin, on ne trouve plus le vestibule, non plus que le méat uréthral; il n'y a plus d'urèthre, à sa place on voit une foule de petits mamelons rosés, arrondis, revêtus d'une muqueuse lisse et amincie ; ces productions encombrent les deux tiers inférieurs du vagin et égarent le doigt lorsqu'on pratique le toucher.

L'exploration de ce qui subsiste encore de la paroi antérieure du vagin conduit à travers des fongosités agglomérées à une sorte d'entonnoir où s'engage le doigt dans la direction de la vessie ; l'extrémité du doigt est arrêtée par un orifice arrondi, large d'un centimètre, qui paraît être l'orifice vésical de l'urèthre. Le toucher dans cette région fait sourdre de l'urine en abondance ; de l'urine jaillit aussitôt lorsqu'on fait passer une sonde par cette ouverture dans la vessie.

Il existe dans les aines plusieurs petits ganglions, durs et indolents.

La peau voisine de la région malade est saine.

Les symptômes fonctionnels font presque complètement défaut. Il y a encore un peu de douleur à l'anus lorsque la malade va à la selle. Malgré le degré d'exulcération de l'anneau anal, il n'y a jamais eu incontinence des matières fécales ou des gaz.

La malade perd continuellement de l'urine qui coule par terre goutte à goutte quand elle est debout. Sans cette infirmité, elle ne se plaindrait pas. Elle paraît pouvoir encore uriner à volonté de temps à autre.

Toutes les grandes fonctions s'accomplissent régulièrement. L'auscultation ne révèle rien d'anormal.

Inoculation avec le pus des ulcérations vulvaires.

Le 11 mars. L'inoculation pratiquée le 9 mars est négative.

20 mars. Les ulcérations restent stationnaires.

6 avril. Même état stationnaire.

13 avril. Il s'est produit une très-légère amélioration dans l'état des surfaces ulcérées.

4 mai. La malade s'aperçoit depuis deux ou trois jours d'une tuméfaction progressive des grandes lèvres. La gauche a été prise la première, puis la droite, à quelques jours d'intervalle.

Les plaies ont assez bon aspect ; au rectum spécialement elles tendent à se réparer.

15 mai. Les grandes lèvres ont chacune le volume d'une demi-orange ; elles sont arrondies, leur surface est lisse, rosée, leur consistance est pâteuse et mollasse. Elles sont tout à fait indolentes.

18 mai. Très-certainement les ulcérations ont diminué d'étendue. Les grandes lèvres sont toujours rosées et volumineuses.

19 mai. Sortie malgré l'avis contraire du médecin.

La malade rentre le 30 mai.

Aucune modification dans son état depuis sa première rentrée à Lourcine, sauf amélioration légère de l'incontinence d'urine. Lorsqu'on introduit le doigt dans le vagin, vers la fistule vésico-vaginale, on sent manifestement une constriction circulaire au niveau de cet orifice, constriction qui est volontaire et s'oppose en partie à la sortie de l'urine.

10 juillet. *Statu quo.*

Tel est aujourd'hui l'état de la malade. On constate une légère amélioration comparativement à son état lors de la première entrée à l'hôpital le 4 mars, amélioration consistant dans une légère diminution de l'étendue des surfaces ulcérées.

Les résultats des divers traitements essayés et abandonnés successivement ont été si peu encourageants que nous nous bornons à une mention sommaire des agents mis en œuvre.

On a épuisé toute la liste des modificateurs généraux et locaux ; à l'intérieur : huile de foie de morue, iodure de potassium, iodure de fer, vin de quinquina ; à l'extérieur : injections iodées, badigeonnages à la teinture d'iode, lotions avec la solution de nitrate d'argent, etc., etc. Tout a été essayé en vain, sans qu'on ait pu faire changer d'aspect les parties malades.

Obs. IV. — Esthiomène perforant de la région uréthrale. — (Cette observation a fait l'objet d'une leçon clinique de M. Bernutz, qui a été publiée dans les Archives de tocologie, 1874).

X...., 34 ans, née de parents bien portants en apparence, a eu des manifestations très-accusées de la diathèse scrofuleuse. La gourme qui couvrait tout son visage n'a disparu qu'à l'âge de 8 ans, malgré toutes les médications,

A partir de 8 ans, santé bonne ; première menstruation à l'âge de 10 ans. Vers 18 ans, régime insuffisant, travail excessif ; apparition de flueurs blanches abondantes, très-peu amendées par l'usage des injections astringentes.

L'irritation des parties génitales par un écoulement semble avoir joué ici le rôle de cause déterminante de la scrofulide ; elle a déterminé vers les organes génitaux la manifestation de la maladie générale, qui était en puissance, et dont le catarrhe génital était déjà une première manifestation.

La malade a eu deux grossesses heureuses, mais les deux enfants sont morts. Après le second accouchement, retour des flueurs blanches. Depuis cette époque, quatre fausses couches, dont la dernière a été suivie d'une péritonite très-grave.

Les flueurs blanches sont revenues très-abondantes trois mois après la péritonite.

Il est impossible de *déterminer* quand l'*esthiomène a débuté*. Il y a cinq ou six mois que la malade éprouve des douleurs du côté des parties génitales externes, cinq mois qu'elle y a *des démangeaisons*, quatre mois que les rapports sexuels sont devenus pénibles, et ils l'ont été tellement depuis trois mois qu'elle a dû les interrompre complètement.

Quand on explore la région vulvo-anale, on voit : 1° qu'il n'y a aucun gonflement des ganglions inguinaux, ce qui est en rapport avec le renseignement donné par la malade d'absence de toute manifestation syphilitique antérieure ; 2° que le mont de Vénus, le périnée, l'anus et son pourtour, sauf une petite fistule anale, sont sains ; 3° que la face externe des petites lèvres est également saine, mais qu'on trouve disséminées sur leur face interne un certain nombre de sortes de petits condylomes, comme exulcérés, d'un rouge vif, érythémateux, qui existent surtout à leur angle supérieur et sur une partie très-voisine de l'orifice vaginal ; on trouve un ou deux de ces petits condylomes sur les racines du clitoris, mais ce ne sont que des lésions peu caractérisées, très-accessoires près de celle qui occupe le méat urinaire et les parties circonvoisines.

On voit, avant même qu'on ait écarté les petites lèvres, saillir une tubérosité d'un rose violacé, ayant 2 centimètres d'étendue transversale sur 3 de hauteur ; elle est constituée par le tubercule antérieur du vagin et toutes les parties placées inférieurement et latéralement au méat urinaire ; elle est limitée latéralement par le pli de la base de chaque petite lèvre. Cette tubérosité, semblant résulter d'une sorte d'œdème dur de toutes ces parties, qui a rendu plus proéminentes les saillies et plus profonds les sillons qui existent normalement, vient proéminer de plus de 3 centimètres en avant des caroncules myrtiformes, qui forment une sorte de colerette aplatie à l'orifice vaginal ; quant à celui-ci, au lieu d'être arrondi, il est représenté par une ligne concave supérieurement. La tubérosité esthioménale surplombe supérieurement le méat urinaire, qui est comme décomposé en deux parties par l'ulcération, qui la détruit à droite et à gauche. Le quart de cercle antérieur du méat urinaire est resté à sa place, le quart de cercle inférieur a été traîné en bas par l'hypertrophie éléphantiasique. En écartant ces deux parties, on voit une ulcération infundibuliforme d'un rouge violacé sombre, villeuse, revêtue d'une sorte d'épithélium incomplet, dans lequel vient s'ouvrir une sorte de terrier ulcéreux résultant d'une perforation de la face antérieure du canal de l'urèthre, placé à 5 millimètres en arrière du quart de cercle antérieur du méat urinaire, que nous avons dit être resté à sa place. On peut introduire dans ce terrier ulcéreux le petit doigt à une profondeur de 2 centimètres, et on sent l'union des branches ascendantes du pubis presque à nu. En reportant le doigt à gauche dans l'infundibulum qui sert comme de vestibule à ce terrier ulcéreux, on sent que l'ulcération a creusé en dessous le bourrelet éléphantiasique, puis l'index s'engage dans le canal de l'urèthre qui l'admet très-facilement ; le doigt parcourt tout le canal de l'urèthre, qui se porte dans le prolongement que l'hypertrophie envoie du côté du vagin, induration hypertrophique qui s'étend jusqu'à l'union du tiers inférieur au tiers moyen de ce conduit. Toutes ces recherches, qui ne font constater aucune induration proprement dite et n'ont donné lieu à l'effusion que de quelques gouttes de sang, ont été peu douloureuses pour la malade qui se trouve beaucoup mieux depuis vingt-quatre heures qu'elle garde le repos absolu au lit et qu'on lui a fait prendre deux bains et fait faire des lotions émollientes fréquentes pour nettoyer toutes les parties malades.

La malade, après avoir subi un traitement chirurgical, est dans un état en apparence satisfaisant, elle retient bien ses urines, mais son esthiomène n'est pas encore guéri ; il est seulement en bonne voie de guérison.

Obs. V (personnelle). —Esthiomène perforant de la vulve durant depuis six ans. — Marche serpigineuse de l'ulcération. — Hypertrophie des organes péri-vulvaires.

La nommée H... (Eugénie), couturière, âgée de 38 ans, née à Vinet (Isère), entre à l'hospice de Saint-Lazare le 23 mars 1873 (salle 8, n° 14), service de M. Chéron.

Antécédents de famille. — Père mort à 60 ans, à la suite d'une courte maladie. La mère vit encore et paraît exempte d'accidents de scrofule. Deux frères bien portants ; une sœur de constitution délicate et souvent malade.

Antécédents du sujet. — Habite Paris depuis 21 ans. N'a jamais eu de maladie sérieuse ; un peu de gourme dans son enfance. Réglée à 15 ans, elle n'a jamais constaté d'irrégularité et aujourd'hui encore cette fonction ne laisse rien à désirer. Mariée dès l'âge de 16 ans, elle a eu jusqu'en 1870 neuf grossesses dont l'avant dernière gemellaire s'est terminée le sixième mois par un avortement.

Les cinq premiers enfants sont seuls venus à terme et sont d'ailleurs tous morts en bas âge... De tout temps la femme H... a exercé la profession de couturière ; elle a toujours habité le quartier Mouffetard, et le plus souvent un logement froid, humide, peu aéré et remplissant les meilleures conditions d'insalubrité. Ajoutons que parfois l'alimentation a laissé beaucoup à désirer.

En 1868, H... tombe malade pour la première fois : elle est prise d'*un érysipèle ambulant* qui débuta, paraît-il, à la partie supérieure et interne de la cuisse droite, gagna la région péri-vulvaire, hypogastrique, occupa tout le flanc gauche et vint s'éteindre sans envahir le dos sur le côté correspondant de la poitrine. Cette affection qui dura une quinzaine de jours ne laissa rien après elle. L'année suivante, deuxième *poussée érysipélateuse*, partie cette fois du sillon génito-crural droit et limitée à la région péri-vulvaire et hypogastrique. Le médecin du bureau de bienfaisance qui lui donne des soins porte le diagnostic de érysipèle chronique? La maladie s'accompagne à cette époque d'un gonflement considérable des organes génitaux externes qui a persisté en partie depuis lors et d'une coloration livide que la malade affirme être identique à celle que nous observons actuellement et dont nous allons parler. En 1870, H... devient enceinte; au bout de sept mois de grossesse, avortement que la malade met volontiers sur le compte des souffrances du siége et des émotions du bombardement.

Aux yeux de la malade, le début de l'affection actuelle remonte au mois de février ou mars 1871, c'est-à-dire deux ou trois mois après son dernier accouchement. Ecoulement leucorrhéique persistant depuis la disparition des lochies. Les parties génitales qui étaient restées gonflées, dures, et n'avaient point perdu leur coloration violacée, devinrent tout à coup le siége de petites ulcérations qui effrayèrent beaucoup la malade et la conduisirent à l'Hôtel-Dieu, à la consultation du Dr Maisonneuve. S'il faut en croire les dires de la femme H..., on hésita longtemps sur la nature de sa maladie, puis on parut l'attribuer à une cause qu'elle nia énergiquement. Pendant un mois et demi elle fut soumise à un traitement dont l'iodure de potassium d'abord, les sels de mercure ensuite constituèrent la base : pas d'amélioration ; l'ulcération persistait toujours avec les mêmes caractères et aucune modification n'était survenue dans l'hypertrophie des grandes lèvres. La médication antisyphilitique est abandonnée : un traitement par les toniques et les reconstituants (vins de quinquina, huile de foie de morue, sirop antiscorbutique, etc.) est prescrit ; de plus, on pratique des lavages de la plaie avec une solution légère de teinture d'iode. Pas de changement ; au bout de deux mois, H... redoutant une opération réclame son exéat et quitte l'Hôtel-Dieu vers le milieu du mois de juin. Depuis cette époque, la malade s'est toujours soignée elle-même ; elle applique sur la plaie diverses poudres (amidon, quinquina ou fécule de pomme de terre), pas de traitement interne. La plaie a toujours persisté, s'est même étendue, mais toujours d'une façon lente, insidieuse, presque insensible. L'état général est resté le même, c'est-à-dire assez bon : il n'y a aucun retentissement sur l'économie. La malade a conservé le sommeil, l'appétit, ses forces ne sont pas diminuées ; elle n'a jamais éprouvé de douleur, cuisson et démangeaisons vives sur les parties affectées ; la personne avec laquelle elle cohabite depuis longues années n'a jamais présenté la moindre affection ; elle-même avoue que les rapprochements sexuels ne sont pour elle cause d'aucune souffrance ; seule l'émission de l'urine provoque quelquefois un léger sentiment de brûlure. Tel est l'ensemble des antécédents que présente la femme H..., lorsqu'elle entre dans le service. Nous examinons la malade le lendemain de son arrivée et voici ce que nous observons :

Etat actuel. — Femme de constitution ordinaire, grande ; *acné punctata* de la face. Quoiqu'un peu pâle et légèrement amaigrie, H... n'a rien perdu de ses forces : Rien de particulier dans son habitus. Jamais elle n'a contracté de maladie vénérienne, ne présenté aucune trace de manifestation syphilitique ancienne ou récente. Comme nous l'avons dit plus haut, l'affection actuelle remonte pour la malade au mois de mars 1871 : il est vrai d'ajouter que l'ulcération n'a commencé qu'à cette époque, l'œdème et l'hypertrophie des organes génitaux persistant depuis la deuxième poussée érysipélateuse qui date de l'année 1869. A l'examen des parties génitales, voici ce qu'on observe : La peau de la moitié supérieure et interne des cuisses offre une coloration brunâtre très-accusée. Au niveau de la racine des membres pelviens, on voit deux énormes tumeurs de forme allongée, ovalaires, cachant en partie par leur face externe le pli génito-crural correspondant : ces deux tumeurs, constituées par les grandes lèvres, qui sont triplées de volume, se touchent par leur face interne dans la moitié inférieure : supérieurement elles sont séparées par les nymphes, également hypertrophiées, flasques, œdématiées et comme pressées d'arrière en avant de façon à dépasser la saillie de leur bord libre d'un à 1 1/2 centimètre. Les petites lèvres dans leur 1/3 supérieur sont larges, très-étalées, pendantes et forment un véritable capuchon ou manteau dont les plis cachent entièrement le clitoris, le vestibule, le méat et une partie de l'orifice vaginal. Toutes ces parties présentent une coloration livide, comme cyanosée, dont la teinte s'étale insensiblement sur la région périphérique, le mont de Vénus et en partie le pli de l'aine : çà et là quelques taches irrégulières plus foncées, mais entièrement dépourvues de saillie ou d'élevure : la peau est lisse, unie, sans reflets.

Au toucher, induration très-accusée sur toute l'étendue des parties hypertrophiées : les limites de l'induration ne sont pas régulières : celle-ci s'étend en nappe, mais n'arrive pas cependant jusqu'au pli génito-crural. *Pas d'engorgement ganglionnaire.* Le périnée n'est point modifié dans sa texture. Les plis de la marge de l'anus sont assez développés, mais ne présentent ni œdème, ni hypertrophie.

En écartant les grandes et les petites lèvres pour observer les parties profondes de la vulve, on remarque d'abord au niveau du tubercule de la colonne antérieure du vagin quatre petites tumeurs de volume inégal, et que l'on dirait comme appendues en ce point. Deux de ces tumeurs sont formées aux dépens de l'extrémité de la colonne antérieure ; les deux autres s'attachent sur le bord supérieur de l'orifice vaginal : au-dessous de leur point d'implantation, on parvient à découvrir l'orifice de la glande vulvo-vaginale qui ne présente aucune altération. Ces tumeurs, dont la plus volumineuse a la dimension d'une grosse noisette et la plus petite celle d'un pois chiche, sont plutôt sessiles que pédiculées : très-irrégulièrement arrondies, elles sont recouvertes par la muqueuse, ont une consistance molle, pulpeuse, comme œdémateuse. Le tissu qui les constitue offre un aspect blanchâtre, infiltré : il est parcouru par de petites stries flexueuses, superficielles qui lui donnent comme une apparence framboisée. Quant à la coloration, c'est celle de la muqueuse, de la face interne des petites lèvres et du vagin, c'est-à-dire blanc rosé. Le méat urinaire est à sa position normale ; il est placé au-dessus et en arrière de l'une des tumeurs ; en abaissant, celle-ci il n'est point visible à l'œil nu, il faut aller le chercher au milieu de trois petites excroissances charnues, disposées sous forme de languettes, triangulaires, de 3 à 4 millimètres de longueur, et s'imbriquant en partie.

La coloration de ces languettes est d'un rouge vif très-accusé ; l'épithélium manque en quelques points.

Le vestibule ne présente à signaler qu'une hypertrophie considérable des papilles et des follicules. Le clitoris, de volume ordinaire, est complètement recouvert par le prépuce. Enfin dans la moitié gauche de la fosse naviculaire commence une ulcération qui remonte le long du bord adhérent de la petite lèvre du même côté, gagne la base de la tumeur insérée sur l'orifice du vagin, la contourne et, parvenue à la face inférieure de la colonne antérieure de ce conduit, s'insinue dans les sillons qui circonscrivent les diverses tumeurs. De là elle se porte sur la face interne de la petite lèvre droite, et, se dirigeant en bas et en arrière, vient s'arrêter au niveau du 1/3 inférieur de cette nymphe. En aucun point la plaie ne s'étale sur le conduit vaginal proprement dit : il semble que le travail ulcératif se soit arrêté aux limites précises de l'anneau vulvaire : l'ulcération mesure sur la nymphe gauche 2 à 2 centimètres 1/2 ; son fond est inégal, excavé et mesure de 4 à 5 millimètres, les caroncules myrtiformes de ce côté sont complètement détruites ; la base de la nymphe est atteinte en partie ; du côté droit un vestige de caroncule existe encore, et la petite lèvre correspondante est moins flottante, plus adhérente et moins entamée que celle du côté opposé. Dans les sillons qui limitent les tumeurs, la plaie présente plutôt la forme de fissures, de crevasses irrégulières, sinueuses. La teinte générale est sale, blafarde, pas de suppuration, sérosité sanieuse ; pas d'odeur.

Les bords de l'ulcère sont en général arrondis, indurés et repliés en dedans de la plaie. Le conduit vaginal et le col de l'utérus ne sont le siége d'aucune altération. Teinte pâle, blanchâtre de la muqueuse. Ainsi que nous l'avons dit au commencement de cette observation, cette plaie n'est le siége d'aucune douleur ; la femme H... ne ressent qu'un peu de cuisson au niveau du méat après l'émission des urines. Les rapports sexuels qui s'accomplissaient sans gêne aucune, il y a deux mois à peine, commencent à devenir un peu difficultueux, et H... ressent parfois alors quelques douleurs. L'état général enfin est relativement bon.

Malgré l'absence d'antécédents scrofuleux graves, la marche et la symptomatologie de cette affection singulière nous portèrent à considérer cette lésion comme étant de nature strumeuse. Cependant, dans l'hypothèse d'antécédents syphilitiques ignorés de la malade, M. Chéron crut devoir instituer un traitement antisyphilitique mixte. (Pilules de bi iodure et iodure de potassium, vin de quinquina, bains sulfureux, pansement de la plaie avec liqueur de Labarraque.)

20 avril. Pas d'amélioration. La plaie persiste dans le même état (suppression du traitement mercuriel).

15 juin. L'état général est satisfaisant, mais les parties malades ne sont pas modifiées. L'hypertrophie et l'induration des grandes lèvres persistent toujours, la plaie n'a pas augmenté, il est vrai, mais rien n'indique une cicatrisation prochaine.

Traitement. — Tisane houblon, iodure de potassium 2 gr. 50, vin de quinquina, bains sulfureux, pansement de la plaie avec poudre de kina et charbon.

15 juilllet. Toujours même état. La malade est mise au régime de l'huile de foie de morue. Sirop iodure de fer (2 cuillerées à bouche par jour), pilules de Vallet, tisane de gentiane (suppression de l'iodure de potassium). En outre la plaie est pansée tous les trois jours avec le sulfure de carbone iodoformé.

10 août. H... supporte très-bien l'usage de l'huile de morue. Rien à signaler sur l'état de la plaie. (Même traitement).

4 septembre. Il semble que les grandes lèvres soient moins volumineuses : dans tous les cas elles sont plus mollasses, moins indurées. Les bords de la plaie sont aussi moins durs. (Même traitement général.)

Le pansement au sulfure de carbone iodoformé est appliqué tous les jours.

17 septembre. La plaie se déterge très-manifestement, et les bords durs, arrondis, repliés en dedans qui la limitent se ramollissent, s'affaissent. D'une façon générale l'hypertrophie péri-vulvaire diminue; quant à la coloration violacée, elle persiste absolument avec tous ses caractères; l'induration sous-jacente paraît s'amollir. Au toucher on n'éprouve plus comme au début la sensation d'une dureté parcheminée, ce sont plutôt les caractères de l'œdème dur que l'on rencontre en quelques points. L'état général d'ailleurs est toujours satisfaisant. Même traitement (2 bains sulfureux par semaine).

28 septembre. Affaissement général de l'hypertrophie œdémateuse : les deux tumeurs ovalaires formées par les grandes lèvres infiltrées ont diminué considérablement. La plaie elle-même primitivement unique s'est cicatrisée en grande partie dans les sillons ou fissures qui circonscrivaient les tumeurs; elle persiste dans les points où les tissus ont été détruits profondément; disons cependant que le travail de cicatrisation est commencé et partout en très-bonne voie.

14 octobre. La plaie de l'anneau vulvaire est entièrement cicatrisée. Sur la face interne de la nymphe gauche et au niveau de son bord adhérent, on voit un sillon assez large creusé profondément, mais entièrement cicatrisé; cicatrice blanchâtre, dure, parcourue çà et là par quelques brides. Même phénomène, mais moins accusé cependant du côté droit. Les quatre tumeurs de l'orifice vulvaire, quoique un peu rétractées, existent toujours avec leurs principaux caractères. Elles sont toujours peu ou pas douloureuses à la pression. L'épiderme des grandes lèvres s'exfolie légèrement, et par places, petites plaques furfuracées. La couleur violacée s'atténue manifestement.

21 octobre. L'ulcération, ainsi que nous l'avons déjà dit, est complètement cicatrisée. L'hypertrophie œdémateuse des petites lèvres, due peut-être à l'espèce de resserrement ou étranglement que devait produire l'augmentation de volume si considérable des grandes lèvres, a disparu très-rapidement. Celles-ci ont à peine le double de leur volume normal : elles sont flasques, molles, pendantes, ont perdu leur induration et en grande partie leur teinte ardoisée. Les petites tumeurs de l'orifice vulvaire ont diminué très-peu de volume : la muqueuse qui les recouvre est un peu plissée, pâle, très-légèrement rosée. Enfin, au niveau de la fourchette, les brides cicatricielles qui se sont formées ont diminué le calibre de

l'orifice vaginal: le rétrécissement est incontestable, et il ne va pas au-delà de l'anneau vulvaire qui ne permet que l'introduction d'un spéculum (Cusco, petit modèle). Rien d'anormal dans la cavité du vagin.

Quant à l'état général, il se maintient dans une intégrité parfaite H... a pris même un peu d'embonpoint : son appétit est excellent et les forces sont revenues.

23 octobre. La malade demande à quitter le service. Elle part le 24 octobre.

Obs. VI (personnelle). — Esthiomène de la vulve. — Hypertrophie œdémateuse de la grande lèvre gauche. — Destruction d'une partie de la commissure postérieure.

La nommée D... (Virginie), fille soumise, âgée de 21 ans, entre à l'hospice Saint-Lazare le 7 Décembre 1874 (salle 16 n° 3). Service de M. Chéron.

Antécédents de famille. — Père et mère bien portants, deux frères morts en bas âges. Ses deux sœurs, plus âgées, se sont toujours bien portées. L'une d'elles cependant a eu dans son enfance des gourmes dans la tête et a plusieurs reprises mal aux yeux.

Antécédents de la malade. — N'a contracté aucune maladie dans son jeune âge. Pas de gourmes, pas d'ophthalmie. A deux reprises engorgement ganglionnaire de la région cervicale, suivi de suppuration. Réglée à 12 ans d'une façon régulière et abondante, pas d'enfants, pas de fausse couche. En 1871, D... contracta un chancre suivi bientôt après de plaques muqueuses de la vulve et d'une roséole papuleuse généralisée, pour lesquelles elle va faire un séjour de trois mois à Lourcine. Pendant près d'un an elle suit régulièrement le traitement prescrit. Depuis le mois d'octobre 1872, pas de manifestation et cessation du traitement. En avril 1873, D.... présentait une hypertrophie considérable de la grande lèvre gauche dans toute son étendue; le gonflement était survenu insensiblement, sans douleur et sans modifier l'état des tissus qui n'ont jamais présenté ni rougeur ni chaleur. La malade n'a jamais eu d'abcès de la glande vulvo-vaginale. La peau qui recouvrait la tumeur nous dit-elle, était pâle, décolorée ; la consistance du gonflement était pâteuse, mais en quelques points le doigt sentait comme de petits noyaux, trois ou quatre au plus, non mobiles, isolés les uns des autres et circonscrits à la partie inférieure de la grande lèvre D.... a pris longtemps des bains de siége et a fait des lotions fré-

quentes avec une décoction de feuilles de noyer ; pas d'amélioration. De temps à autre la malade ressentait à ce niveau un peu de
démangeaison qui l'obligeait à se gratter ; c'est par des frottements énergiques et répétés qu'elle a un jour écorché un des
noyaux de la tumeur ; une petite plaie en est résulté, mais sans le
moindre écoulement de pus. L'ulcération durait déjà depuis un
mois, lorsqu'elle est envoyée à Saint-Lazare, dans le service de
M. Boys de Loury (avril 1873), avec le diagnostic d'ulcère chronique de la vulve. L'iodure de potassium est prescrit à la dose, de
2 grammes par jour et des cautérisations diverses sont appliquées
sur la plaie (azotate d'argent, chlorure de zinc et nitrate acide de
mercure) : pas d'amélioration ; la plaie augmente toujours, mais
très-lentement et en détruisant les tissus dans la profondeur. Un
mois après son entrée, la malade contracte *un érysipèle* ambulant
qui, débutant par la région péri-vulvaire gauche, gagne les lombes
et s'étale sur toute la cuisse et la moitié supérieure de la jambe
gauche. A la suite de cette complication, l'hypertrophie œdémateuse de la grande lèvre, qui durait depuis trois ou quatre mois,
disparaît en même temps que l'exanthème érysipélateux ; desquamation en plaques de la grande lèvre. La plaie persiste, toujours
avec les mêmes caractères, c'est-à-dire absence complète de suppuration et marche lentement destructive de l'ulcère. La malade
sort au mois de juillet, non guérie. Depuis cette époque, D... a
cessé toute médication, elle se contente de lotions répétées à l'eau
de feuilles de noyer et de l'application de poudres inertes. En
résumé, lorsque la malade entre dans notre service, la malade
dure depuis déjà vingt-deux mois ; rien n'indique une cicatrisation
prochaine et voici ce que nous constatons le lendemain de son
arrivée : la grande lèvre gauche présente une hypertrophie considérable plus prononcée à la partie inférieure ; le sillon nympho-
labial manque presque entièrement. La petite lèvre gauche est
elle-même œdématiée et comme infiltrée dans sa moitié inférieure.
La commissure antérieure de la vulve et les deux lèvres du côté
droit ont conservé leur volume et leur coloration normale. La
peau qui recouvre les tissus engorgés est pâle, décolorée, sans
reflets ; on ne constate au toucher ni tubercule, ni saillie ; l'œdème,
quoique dur cependant, ne repose pas sur une base manifestement indurée ; hypertrophie des papilles et des follicules ; engorgement ganglionnaire multiple dans les deux plis inguinaux ;
l'adénopathie est cependant plus prononcée à gauche. La pression
ne développe aucune douleur en ce point, pas plus que sur les

autres parties engorgées. Au niveau de la commissure postérieure
et occupant la moitié gauche de l'infundibulum, on voit une large
ulcération à bords irréguliers, qui a détruit la partie correspondante de la fourchette et empiète sur la région périnéale. Le quart
inférieur de la face interne de la petite lèvre gauche est aussi
atteint, ainsi que la limite correspondante de la colonne postérieure du vagin; à partir du raphé médian, la plaie mesure transversalement près de trois centimètres. Elle occupe de plus toute
la longueur de la fosse naviculaire et presque un centimètre de la
paroi inférieure du vagin; sa forme générale est celle d'un triangle
à sommet dirigé en haut et en arrière, la base en est irrégulière et
sinueuse. La destruction d'une partie du rebord de la fourchette
fait que la vulve présente à ce niveau une large excavation ou
anfractuosité. Les bords de l'ulcère sont durs, arrondis, blanchâtres, repliés en dedans; pas de teinte cuivrée de la peau qui
limite la partie externe de l'ulcération. La plaie irrégulièrement
excavée est lisse, unie en quelques points; aspect terne, pas de
suppuration. Le plus souvent elle est baignée par une sérosité
blanc grisâtre à laquelle viennent se joindre les liquides vaginaux
et utérins, et qui s'accumulent dans les parties les plus déclives de
cette plaie anfractueuse.

Quant aux autres parties de la vulve, elles n'offrent rien à signaler : coloration blanc rosé de la muqueuse. Le vagin et le col
de l'utérus sont indemnes de toute affection; il en est de même
de l'anus. L'état général est bon, appétit et digestion facile. On
prescrit :

Tisane houblon, huile de foie de morue et iodure de potassium 1 gr. 50, vin de quinquina et pansement de la plaie deux
fois par semaine avec le sulfure de carbone iodoformé.

3 Janvier 1875. — Légère amélioration dans l'état de la plaie.
Pas de changement du côté de la grande lèvre. L'iodure de potassium est supprimé pendant quelques jours; le pansement est fait
quotidiennement.

24 janvier. — La plaie est déjà cicatrisée dans la partie occupant
le conduit vaginal proprement dit. Quant aux bords ils ont perdu
entièrement leur dureté, la grande lèvre gauche s'affaisse; le fond
de l'ulcère se déterge très-bien et offre de très-petits bourgeons
charnus. L'iodure de potassium a été repris le 10 janvier à la dose
de 2 grammes.

9 février. — L'amélioration se prononce de plus en plus ; la
plaie en diminuant d'étendue prend une forme assez nettement

Fiquet.   5 triangulaire. La cicatrice qui s'est déjà formée en plusieurs points est blanche et d'autant plus déprimée qu'on se rapproche davantage de la commissure postérieure. La grande lèvre a presque repris son volume normal; léger empâtement de la région. Même état des ganglions du pli de l'aine.

20 février. — La cicatrisation est presque complète. La plaie n'a plus maintenant qu'une forme fissuraire; elle est rouge, granuleuse et en très-bonne voie de guérison. Les parties périphériques sont dures, blanches, déprimées, et présentent quelques brides qui n'entraînent pas cependant un rétrécissement de l'anneau vulvaire.

25 février. — La malade complètement guérie quitte le service.

Obs, VII (personnelle). — Esthiomène érythémateux de la vulve. — Ulcération serpigineuse du vestibule et de la face interne des petites lèvres.

La nommée Bo... Marie, demoiselle de magasin, âgée de 20 ans, née à Villers-Cotterets, entre à l'hospice Saint-Lazare le 26 octobre 1874. Salle 9 (n° 11), service de M. Chéron.

Antécédents de famille. — Le père a succombé à une affection de poitrine de longue durée. La mère est morte du choléra; un frère plus âgé, assez bien portant; une sœur et un autre frère plus jeunes qu'elle habitent la campagne et sont d'une santé délicate.

Antécédents de la malade. — Jusqu'à l'âge de 12 ans toujours maladive, gourmes dans la tête et à la face. Engorgements ganglionnaires multiples dont la malade porte encore des stigmates le long du sterno-cleido-mastoïdien du côté droit; ophthalmies très-fréquentes qui ont persisté pendant plus de trois ans; sur l'œil droit traces d'ancienne kératite pustuleuse. Au résumé, B... présente tous les signes de la scrofule.

Femme de taille ordinaire, blonde, à chairs molles, flasques, un peu bouffies et sans fermeté aucune. Réglée à quinze ans, seulement toujours d'une façon fort irrégulière et peu abondante. Venue à Paris à cette époque, elle est entrée dans un magasin comme employée de commerce et contracte, trois ans après, à la suite de rapports suspects, une série de petites ulcérations siégeant sur la grande lèvre gauche. Ces boutons ont été désignés, par le médecin qui lui donnait des soins, du nom de chancres mous : ils ont entièrement disparu au bout d'un mois environ d'un traitement purement local, mais ils ont donné naissance à une adénite suppurée de l'un des ganglions du pli de l'aîne correspondant. Cette dernière plaie a mis longtemps à se fermer et aujourd'hui encore on voit à ce niveau une cicatrice blanche, irrégulière, de près de deux centimètres de longueur. L'année suivante B... devient enceinte, et, à la suite d'excès de toute sorte, avorte au bout de trois mois. Depuis l'apparition de la première affection vénérienne, B... n'es. pas devenue plus sage, mais elle se précautionne davantage et elle a soin de voir son médecin plusieurs fois par mois. Rien cependant n'est survenu et on n'a jamais constaté de manifestation syphilitiquet Un ou deux mois après sa fausse couche, B... remarque que toute la région péri-vulvaire avait pris insensiblement une teinte violacée assez prononcée. La peau était sèche, plutôt qu'humide; pas de vésicules, pas de pustules, véritables plaques marbrées. Ne ressentant ni douleur, ni chaleur à ce niveau, la malade se préoccupe peu de ce phénomène, mais quinze jours plus tard et sans que B... se soit exposée, à ce qu'elle affirme, à une contamination quelconque, apparaît dans le voisinage de l'urèthre une petite ulcération qui est cautérisée au nitrate d'argent. L'ulcération persistait encore au bout d'un mois malgré des traitements variés; depuis cette époque B... a consulté divers médecins; elle a suivi pendant plus de trois mois une médication interne qui n'a amené aucun résultat; des pansements multiples ont été appliqués toujours avec un égal insuccès. La plaie persiste avec tous ses caractères, elle s'est étalée, a grandi et a même détruit des cicatrices qui s'étaient formées en quelques points. Lorsque la malade arrive à Saint-Lazare, l'affection est vieille de plus de huit mois et voici ce que nous constatons le lendemain de son entrée dans un examen spécial....

Les organes génitaux sont relativement peu développés; le mont de Vénus est recouvert de poils très-clairs et peu abondants.

Toute la région vulvaire et péri-vulvaire présente une teinte légèrement bleuâtre qui, sur les côtés, ne va pas au delà des plis génito-cruraux et s'étend de la limite supérieure du pénil à la partie moyenne du périnée. Les grandes lèvres sont envahies par un œdème mou, blanchâtre, qui garde l'impression de la pulpe du doigt et paraît plus accusé dans la moitié supérieure; l'hypertrophie cependant est peu considérable. Le clitoris peu développé est entièrement caché par le prépuce; dans le pli inguinal gauche cicatrice ancienne de bubon.

La peau n'est le siége d'aucune éruption, d'aucune saillie tuberculeuse ou autre; elle est sèche, lisse, nullement douloureuse, soit à la pression, soit spontanément: à ce niveau sentiment de démangeaison et de cuisson. Quand on écarte les grandes lèvres, on ne constate ni hypertrophie, ni œdème, soit des nymphes, soit du sillon nympho-labial. La coloration générale de ces parties est d'un rouge violacé très-intense et absolument analogue à ce qu'on observe chez les personnes en état de grossesse avancée. Les papilles les follicules de la muqueuse présentent çà et là une légère saillie. L'orifice vulvaire, proprement dit, offre une ulcération disposée en forme de fer à cheval, qui occupe en haut tout le vestibule, s'arrête à deux ou trois millimètres au-dessus du méat urinaire et descendant de chaque côté le long du sillon nympho-hyménéal s'étale plus ou moins sur la face intense des petites lèvres, sans atteindre cependant la commissure postérieure de la vulve.

Les colonnes antérieure et postérieure du vagin sont absolument indemnes; il en est de même de l'orifice vaginal proprement dit. L'ulcère, avons-nous dit, présente la forme d'un fer à cheval ou mieux d'un accent circonflexe; au niveau du vestibule et surtout sur la ligne médiane, la plaie mesure de 4 à 5 millimètres de profondeur; le fond présente par places des granulations d'un rouge très-vif; il est en général irrégulièrement excavé; quant aux bords ils sont arrondis, blanc grisâtre, non taillés à l'emporte-pièce. Le méat urinaire, à sa position normale, ne présente rien à signaler si ce n'est une légère bouffissure ou infiltration des parties périphériques.

A la face interne de chaque nymphe l'ulcération semble partir des limites de l'anneau vulvaire pour se porter vers le bord libre; pas de symétrie cependant dans la marche de l'ulcère. Sur la nymphe droite la plaie ne dépasse pas les 2/3 supérieurs, affectant plutôt une disposition fissuraire, elle a détruit en partie la base des caroncules myrtiformes; mais si l'on examine bien les bords la plaie, on peut constater que, du côté externe, existent de petites plaques blanches, irrégulières de forme que le travail ulcératif commence à envahir et qui ne sont autres que des parties primitivement cicatrisées. Sur la petite lèvre gauche, la plaie est plus superficielle, plus étalée. Quant à la suppuration, elle est nulle ou presque nulle. La plaie ne laisse sourdre qu'un peu de sérosité sanieuse.

Le vagin et le col de l'utérus sont dans un état d'intégrité parfaite; il en est de même de l'anus. Phénomènes généraux nuls.

B... ne ressent, au niveau des parties malades, aucune douleur.

Les rapprochements ne sont pas, paraît-il, douloureux; depuis le début de l'affection elle n'a pas toujours été continente et cependant la personne avec laquelle elle cohabite n'a jamais contracté la moindre affection.

L'examen des autres parties du corps ne fait découvrir aucune manifestation syphilitique. Les divers médecins qu'elle a consultés u'ont jamais rien observé en dehors de la lésion actuelle et le dernier a supprimé un traitement mixte qu'elle suivait, sans succès, depuis trois mois.

Les commémoratifs, la marche et la forme particulière de l'ulcération joints à l'absence de toute origine suspecte, et à l'insuccès d'une médication spécifique, démontraient suffisamment que la lésion actuelle ne relevait point de la syphilis. Il était cependant permis de penser à l'hypothèse d'une affection vénérienne dont la forme et l'aspect auraient été modifiés ou dénaturés par des cautérisations et un traitement inopportuns. C'est dans le but d'éclairer le diagnostic à cet égard que deux inoculations furent pratiquées sur la malade avec un peu de sérosité roussâtre recueillie sur la plaie au moment même de l'opération. Les deux inoculations pratiquées à quatre jours de distance, la première au niveau de l'hypocoudre droit, la seconde sur la jambe gauche ne fournirent qu'un résultat négatif.

L'hypothèse d'un esthiomène de la vulve, de nature scrofuleuse, restait donc seule et ce fut à ce diagnostic que M. Chéron s'arrêta. Un traitement rationnel est institué dès le 8 novembre.

Houblon; huile de foie de morue (3 cuillerées par jour); sirop d'iodure de fer; vin de kina et bains sulfureux. En outre, la plaie est pansée tous les jours avec le sulfure de carbone iodoformé.

29 novembre. L'ulcère s'est complètement arrêté dans sa marche destructive. Les anciennes cicatrices qui commençaient déjà à être entamées au début du traitement se sont réparées de nouveau; sur la face interne de la petite lèvre gauche le travail de cicatrisation est plus avancé. L'hypertrophie œdémateuse disparaît de plus en plus (même traitement).

22 décembre. Disparition complète de l'œdème périphérique.... Quant à la plaie elle ne persiste qu'au niveau du vestibule et sur la ligne médiane où elle présente une disposition fissuraire. Partout ailleurs, elle est remplacée par une cicatrice blanche ou légèrement rosée, un peu déprimée et offrant, au toucher, un peu de dureté. La teinte bleuâtre de toute la région péri-vulvaire a un

peu faibli. Même traitement ; le sirop d'iodure de fer est supprimé parceque la malade se plaint d'un peu de constipation.

2 janvier. Plaie entièrement cicatrisée. Sur la ligne médiane du vestibule on remarque comme un sillon dû à la cicatrisation de l'ulcère... La teinte bleu pâle persiste cependant un peu....

Le pansement local a été supprimé à la date du 27 décembre... La malade reste encore dans le service jusqu'au 16 janvier, jour de son départ. La guérison s'est toujours maintenue. Nous avons revu B... le 6 avril 1875. Rien n'était encore survenu dans l'état de sa santé qu'elle déclare excellent à tous les points de vue.

Obs. VIII (personnelle). — Esthiomène ulcéreux de la région uréthrale. — Hypertrophie considérable des grandes et des petites lèvres.

La nommée Ro.... Aurélie, couturière, âgée de vingt-trois ans, née à Guère (Aisne), entrée à Saint-Lazare le 6 octobre 1874 (salle 8, n° 3), service de M. Chéron.

Antécédents de famille. — Père bien portant. La mère paraît atteinte d'une affection pulmonaire. Une sœur morte de la poitrine.

Antécédents du sujet. — Constamment malade jusqu'à l'âge de dix ans. Engorgements ganglionnaires multiples et adénite suppurée de la région cervicale latérale droite. Ophthalmies fréquentes ; pas d'otorrhée. Gourmes de la face et de la tête. Réglée à quinze ans et demi. Dans le cours de la première année, les règles n'ont apparu que deux fois, puis ont disparu pendant plus d'un an sans amener de troubles sérieux de l'économie et aujourd'hui encore les règles font défaut depuis cinq mois. La date des premiers rapports sexuels remonte à trois ans ; elle n'a jamais communiqué de mal à la personne avec laquelle elle a cohabité. Pas d'enfant, pas de fausse couche. Il y a deux ans sans cause connue pour la maladie, elle vit survenir successivement dans chaque pli inguinal une tumeur ovoïde qui, au bout d'un temps assez long, s'abcéda et suppura pendant plusieurs mois. Le médecin qui lui donnait des soins à cette époque n'attribua pas cette affection à une cause vénérienne et la traita pendant longtemps par les amers, les bains sulfureux, le fer et l'huile de foie de morue : les deux bubons ont laissé des cicatrices manifestes.

Il y a un an, R... qui avait jusqu'à ce moment toujours vécu à la campagne dans sa famille et entourée de soins vient à Paris et se place comme fille de service. Peu de temps après, sans s'être exposée à la moindre contamination sexuelle, elle voit survenir un écoulement blanchâtre assez abondant ; puis les grandes et les petites lèvres prennent un développement considérable. De petites tumeurs se montrent dans les deux plis inguinaux, et, à la suite de frottements et de grattages provoqués par des démangeaisons continuelles, apparaissent sur les grandes lèvres de petites ulcérations qui s'agrandissent peu à peu, mais ne donnent qu'une suppuration insignifiante. — Pas de traitement. — Depuis le début de sa maladie elle a eu des rapports avec trois personnes. Aucune d'elles n'a contracté la moindre affection.

Examinée le lendemain de son arrivée, voici ce que nous observons : femme petite, blonde, peu musclée, à chairs molles, flasques, portant tous les attributs de la scrofule. Lèvres grosses, relevées ; nez écrasé ; *acné sebacea* de la face ; adénites sous-maxillaires et engorgements des ganglions situés le long du sterno-mastoïdien ; plaques érythémateuses de la partie antérieure du thorax et sur la région deltoïdienne *acné miliaris*.

Les organes génitaux présentent à observer ce qui suit : œdème dur des grandes lèvres surtout dans leur moitié supérieure. Sur la branche supérieure de la nymphe droite, on voit une tumeur de la dimension d'une petite noix paraissant fixée sur le bord libre de la lèvre par une base de près d'un centimètre de long. Cette grosseur déborde les grandes lèvres, s'avance au devant du clitoris qu'elle cache complètement ; la branche supérieure de la petite lèvre sur laquelle elle s'implante est hypertrophiée et œdématiée un peu plus que sa congénère du côté opposé. La face externe de la nymphe droite et son bord libre dépassant la saillie des grandes lèvres ont pris tous les caractères du tégument externe. La peau recouvre le pédicule de la tumeur et l'enveloppe complètement. Celle-ci d'ailleurs n'offre aucun caractère de résistance ; pas de fluctuation ; un peu dure au toucher, non bosselée. La coloration ainsi que celle de toutes les parties vulvaires est rouge foncé. En écartant les nymphes on voit une ulcération d'aspect terne, blafard, occupant toute la moitié du vestibule, envoyant quelques sillons ulcérés vers le méat urinaire. Celui-ci est entouré de parties entamées par le travail ulcératif, mais ne paraît pas atteint lui-même. Enfin le contour de l'anneau vulvaire est tracé par une plaie d'aspect fissuraire qui a détruit les caroncules myrtiformes du côté droit et s'étale sur la face interne de la nymphe correspondante. En aucun point l'ucération ne pénètre dans le conduit vaginal proprement dit. Les bords de la plaie sont en général durs, arrondis, repliés en dedans et présentent une teinte blanchâtre. Le fond est irrégulièrement encavé, suppure peu, sa teinte est en général gris sale ; il faut en excepter toutefois la partie de l'ulcère qui occupe le vestibule. En ce point le fond de la plaie présente un pointillé rouge, comme grenu, comparable comme aspect aux ulcérations finement granuleuses du col de l'utérus. La plaie arrive jusqu'au pédicule de la tumeur qu'elle embrasse inférieurement ; l'ulcération arrive jusqu'au bord de la fosse naviculaire ; leucorrhée utérine et vaginale assez abondante. Intertrigo s'étalant dans les plis génito-cruraux et à la face interne et supérieure des cuisses. Pléiade ganglionnaire dans les aines. S'il faut en croire R..., cette affection singulière n'a nullement altéré sa santé ; elle se dit bien portante, a bon appétit et affirme qu'elle n'éprouve aucune gêne. La plaie ne paraît être le siége d'aucune douleur ; elle repose sur une base légèrement indurée et dépassant les limites de l'ulcère ; le seul phénomène que la malade signale, c'est l'existence de démangeaisons que la chaleur du lit provoque tout particulièrement et qui l'obligent à se gratter.

Nous l'avons déjà dit, la malade n'a jamais eu d'affection syphilitique ou vénérienne et nous ne découvrons rien qui nous permette de suspecter la véracité de son dire. Cependant dans l'hypothèse de la possibilité d'une lésion vénérienne, on pratique deux inoculations à cinq jours de distance : résultat négatif. La malade est soumise à un régime particulier : huile de foie de morue, — sirop d'iodure de fer, — tisane de gentiane, — vin de quinquina, — bains sulfureux tous les trois jours. En outre, la plaie est pansée tous les deux jours avec le sulfure de carbone iodoformé.

23 octobre. — Meilleure apparence de la plaie. La santé générale s'améliore ; digestions faciles, appétit, sommeil. — Même traitement général. La malade supportant très-bien l'huile de foie de morue, on porte la dose à trois cuillerées à bouche par jour.

7 novembre. — La plaie bourgeonne surtout dans les parties fissuraires ; commencement de cicatrisation en quelques points ; l'hypertrophie œdémateuse des grandes lèvres paraît diminuée, quand, sur les instances de la malade, M. Chéron pratique l'amputation de cette tumeur. La plaie est pansée à l'eau alcoolisée.

25 novembre. — Cicatrisation complète. — La malade quitte le service le 7 décembre.

Cette tumeur excisée est celle qui m'a servi pour l'examen histologique donné plus haut. (voir anatomie pathologique.) — A la coupe il s'en écoulait une sérosité sanguinolente peu abondante d'ailleurs et ne graissant pas le scapel. Le tissu d'aspect blanc rosé ne crie pas sous le couteau ; il est plutôt légèrement induré que mou. La surface de section est lisse : A l'œil nu toute la partie excisée semble constituée par une hypertrophie générale des éléments du derme.

Obs. IX (personnelle). — Esthiomène perforant du vestibule.

La nommée D..., Marie, domestique, âgée de 22 ans, entre à l'hospice Saint-Lazare le 10 octobre 1874 (salle 8, n° 17).

Antécédents de famille. — Le père jouit d'une bonne santé. Mère morte à la suite de couches ; ni frère, ni sœur.

Antécédents de la malade. — Dans son enfance de nombreuses hypertrophies ganglionnaires et quelques gourmes dans la tête. Pas de maux d'yeux. Règles régulières et assez abondantes.

A la fin de 1871 la malade contracte un chancre infectant du bord libre de la grande lèvre gauche. Quoique soumise de bonne heure à un traitement mercuriel, les accidents secondaires ont persisté pendant plus de deux ans.

Voici ce que nous constatons dans un examen attentif pratiqué le lendemain de l'arrivée de la malade. Les organes génitaux externes sont assez bien développés ; les tissus ne présentent pas de coloration livide ou bleuâtre accusée : çà et là cependant, à la limite inférieure du mont de Vénus et sur la face externe des grandes lèvres, quelques taches marbrées. Dans les sillons génito-cruraux on observe un peu d'intertrigo. Les grandes lèvres sont à peine hypertrophiées ; léger œdème mou, blanchâtre à la partie supérieure, un peu plus accusé à la partie correspondante des petites lèvres. On découvre en écartant les nymphes une ulcération irrégulière, qui occupe le tiers supérieur du vestibule, circonscrit le méat urinaire du côté droit, et après avoir longé la partie supérieure de l'anneau vulvaire, se dirige transversalement vers la colonne antérieure du vagin, sur laquelle elle s'étale. De là, la plaie se dirige de nouveau en haut, contourne le méat et vient rejoindre la moitié gauche du vestibule sans descendre sur le contour de l'anneau de ce côté. Cet ulcère, d'aspect singulier, a les bords inégaux et irrégulièrement déchiquetés dans la région vestibulaire, arrondis, durs et faisant un peu de relief au niveau de l'anneau et de la colonne du vagin. Le fond est très-inégalement excavé ; au vestibule il mesure près de 5 millimètres de profondeur. La suppuration est presque nulle ; la surface est constamment baignée par une suppuration roussâtre, souvent colorée par du sang. Le méat urinaire qui vient s'ouvrir au milieu de la plaie est remplacé par une large ouverture irrégulière, d'aspect anfractueux, qui permet facilement l'introduction de l'index. Cette anfractuosité se dirige obliquement de dedans en dehors ; elle présente, en plusieurs points de son contour, un sillon ou crevasse se prolongeant plus ou moins loin et dont les plus profondes ont près d'un centimètre. A ce niveau, des bourgeons charnus, ou mieux une hypertrophie inégale de la muqueuse de l'urèthre, cache complètement la lumière du canal, et dès que l'on veut introduire une sonde ordinaire pour suivre la direction de l'urèthre, le bec de l'instrument vient buter contre des parties molles, fongueuses, qui saignent avec la plus grande facilité et sont douloureuses au toucher. Ce n'est qu'avec une bougie assez fine qu'on peut pénétrer dans la vessie et après quelques tâtonnements. Le tubercule de la colonne antérieure du vagin a été détruit presque complètement. La plaie repose sur une base légèrement indurée en nappe, et l'induration dépasse un peu les limites de l'ulcération. Le col de l'utérus, le vagin et la fosse naviculaire n'offrent rien à signaler. A la marge de l'anus, on constate deux condylômes, un développement assez considérable des plis et deux à trois taches blanchâtres et de forme elliptique, cicatrices probables d'anciennes plaques muqueuses. La gorge et les autres parties du corps ne présentent rien à noter. L'ulcération remonte au mois de février 1873. D... raconte qu'à cette époque elle éprouvait à ce niveau de vives démangeaisons qui l'obligeaient constamment à se gratter, et c'est à des frottements réitérés qu'elle attribue sa maladie. L'ulcération a grandi depuis ce moment d'une façon lente, insensible et sans provoquer d'autre douleur. Le sentiment de cuisson est surtout très-accusé au moment de l'émission des urines, mais la miction n'a jamais été involontaire. Au début de la maladie, la plaie a été pansée à la poudre de quinquina et un traitement d'abord mercuriel, puis mixte, fut prescrit par M. Dubrueil. Après un séjour de quatre mois, la malade quittait l'hôpital de Lourcine non guérie. Pas de traitement depuis cette époque. Les démangeaisons persistent toujours aussi vives, et elle ne ressent quelque soulagement que lorsqu'elle fait saigner la plaie à force de gratter. État général assez bon. Digestions faciles conservées. (Huile de morue, iodure de potassium 2 grammes, bain sulfureux tous les deux jours; houblon, pansement avec poudre de quinquina et de bismuth).

27 octobre. — Grâce peut-être aux bains sulfureux répétés tous les deux jours et à des bains de siége quotidiens, les démangeaisons ont perdu un peu de leur intensité. La plaie paraît cependant plus modifiée dans sa forme et son aspect. Même traitement.

19 novembre. — Disparition presque complète des démangeaisons. L'ulcération elle-même a perdu de son caractère terne, atone. La partie qui occupe le vestibule présente quelques bourgeons charnus; on en trouve de même au contour de l'anneau vulvaire.

2 décembre. — La malade est prise d'un érysipèle de la face. Le traitement général et local n'a pu être repris que le 17 décembre.

15 janvier. — La plaie est cicatrisée. Au niveau du vestibule, à 1 ou 2 millimètres du méat, on voit une cicatrice blanche, déprimée sensiblement, de forme triangulaire; la partie de l'anneau vulvaire atteinte par l'ulcération était cicatrisée, et de son côté interne partaient quelques brides cicatricielles se portant vers la colonne antérieure du vagin. Le méat conserve sa forme anfractueuse; il offre les mêmes dimensions et la même direction oblique. Les parties ulcérées des sillons se sont en partie cicatrisées; même fongosité dans l'intérieur du canal de l'urèthre. Le passage de l'urine est moins douloureux que précédemment.

2 février. — La malade quitte le service très-améliorée.

Obs. X (inédite). — Esthiomène perforant de la région uréthrale et du vestibule. — (Nous devons à la bienveillante sympathie de notre président M. le professeur Lefort la faveur de publier les traits saillants de cette observation.) (Communication orale.)

Femme de 30 à 35 ans, offrant tous les attributs de la scrofule, entrée à l'hôpital Beaujon en 1874. Cette malade, de condition très-inférieure, a eu à supporter toutes sortes de privations; aussi est-elle profondément débilitée. *Tuberculose pulmonaire avancée. Aucune trace de syphilis.* Elle porte à la région vulvaire un ulcéré qui occupe la région uréthrale, tout le vestibule, et vient s'étaler en forme de fer à cheval sur la face interne des nymphes sans atteindre la fourchette. Cette plaie d'aspect anfractueux, irrégulière, à fond jaunâtre, à bords arrondis ne pénètre pas cependant dans l'intérieur du méat ou du vagin. Elle n'est le *siége d'aucune douleur.* Peu ou pas de suppuration. *Ras d'engorgement ganglionnaire.*

Elle s'accompagne d'une hypertrophie considérable des organes vulvaires, très-accusée sur le capuchon du clitoris. Le tubercule antérieur de l'urèthre est entièrement détruit et le méat vient s'ouvrir dans un large anfractuosité. Miction douloureuse. Bourrelet œdémateux de l'entrée du vagin. La lésion a débuté, il y a 18 mois environ, d'une façon lente, insidieuse. Ecoulement plus ou moins blanchâtre. Avec l'hypertrophie progressive des parties, apparition de *démangeaisons assez vives*. Se basant sur les antécédents, l'absence de syphilis, les caractères de la lésion, M. Lefort porte le diagnostic d'esthiomène perforant et soumet la malade à un traitement général reconstituant.

Pour obtenir la cicatrisation de la plaie, M. Lefort fut obligé d'avoir recours à plusieurs applications de pâte de Canquoin. L'éminent chirurgien n'est pas à bon droit partisan de l'excision tant vantée par Huguier et Guérin ; il ne la pratique que dans les cas de décollements considérables. « L'excision des parties vulvaires hypertrophiées ou ulcérées, dit-il, est une opération le plus souvent suivie d'insuccès et toujours très-dangereuse. »

Après plusieurs mois de séjour, la malade quitta l'hôpital, guérie de son esthiomène, mais avec des lésions pulmonaires si avancées qu'il y a lieu de supposer qu'elle a succombé à la cachexie tuberculeuse.

Obs. XI. — **Esthiomène ulcéreux et hypertrophique.** — (Cette observation *in extenso* devant être lue par M. Siredey à la Société médical des hôpitaux, nous ne publierons que quelques notes prises pa M. Juhel-Renot, externe du service).

D.... Marie, 29 ans, domestique. Depuis deux mois à l'hôpital Lariboisière, salle Sainte-Geneviève. Porte de *nombreuses cicatrices de scrofule*. Pas de syphilis. Rien à signaler chez les ascendants. Reglée à 17 ans. Pas de grossesse. Pas de fausse-couche. A Paris depuis 4 ans. Conduite peu régulière. Habitudes invétérées de malpropreté. Présente au niveau du vestibule une ulcération qui entoure le méat, s'étale un peu sur la face interne et supérieure des nymphes et a gagné la paroi antérieure du vagin dans une assez grande étendue. La plaie d'aspect rouge grenu, plus accusé sur les bords, fournit en abondance une sérosité fétide. Le capuchon du clitoris, les nymphes, surtout la gauche, et les grandes lèvres sont considérablement hypertrophiées ; au toucher, sensation de dureté renittente, élastique. Peau lisse, tendue et présentant çà et là de petites élevures mamillaires qui lui donnent une apparence framboisée. *Pas d'engorgement ganglionnaire. Pas de douleur.* Le conduit vaginal présente, dans une partie de son étendue, un certain degré de rétrécissement. Sur les épaules *acné sebacea* à différents âges.

Le début de la lésion remonte à un an. Les règles *ont cessé* depuis ce moment. La malade nous a signalé également l'existence d'un écoulement blanchâtre assez abondant qui fut suivi pendant plusieurs mois d'un sentiment de prurit et de cuisson très-accusé.

La malade est soumise, depuis son entrée, à un traitement général dont l'huile de morue et le sirop d'iodure de fer forment la base. Soins de propreté minutieux.

Jusqu'à ce jour la lésion est restée stationnaire.

Obs. XII (inédite, due à l'obligeance de notre excellent maître le Dr Lancereaux). — Esthiomène ulcéreux de la région vulvaire.

La nommée X...., 48 ans, entre à Lourcine en mars 1875. Femme de bas étage, usée sous bien des rapports, ayant eu pendant longtemps des accidents de scrofule dont on trouve de nombreux stigmates à la région cervicale. *Pas d'antécédents de syphilis.* Cette malade présente à la partie interne et supérieure de la grande lèvre droite un ulcère irrégulier, à bords déchiquetés, peu indurés, profonds, à fond jaunâtre, inégal. Cet ulcère indolent a l'étendue d'un écu de six francs; il est arrondi, très-creux, sans bourgeons charnus appréciables. Les grandes lèvres sont hypertrophiées, plus à droite qu'à gauche; il en est de même du capuchon du clitoris : gonflement dur, élastique, rénitent. Exfoliation légère de la peau tendue, luisante. *Pas trace d'adénite inguinale.*

Cette lésion remonte à plus d'un an. La malade avait perdu ses règles à 46 ans. Un écoulement leucorrhéique est survenu plus tard, puis un *sentiment de démangeaisons* à la vulve suivi, de frottements réitérés, a persisté pendant plusieurs mois. La plaie ne s'est produite que peu à peu, à l'insu de la malade; de même pour l'hypertrophie.

Les commémoratifs, l'âge et les caractères de la lésion ne permettaient pas de la rattacher à la syphilis; elle n'avait pas les signes d'une gomme ulcérée et du reste le traitement général ne parvint pas à la modifier (sp. iod. fer; iodure de potass.; bains et pansem. avec charpie imbibée de chloral). Antérieurement la malade avait été soumise, sans succès, à un traitement ioduré.

Les caractères de la plaie, son état stationnaire, son âge, et les signes, nombreux de scrofule que présentait la malade ne pouvaient faire admettre que le diagnostic de scrofulide ulcéreuse de la vulve. L'effet du traitement n'a pu être connu; l'inconduite de la malade ayant nécessité sa sortie.

TABLE DES MATIÈRES

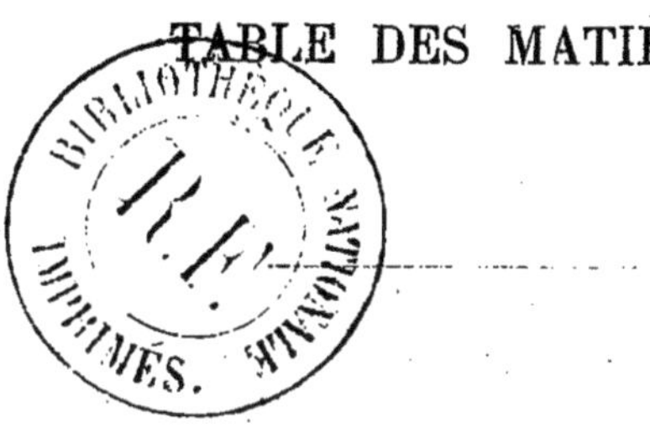

Paris. A. PARENT, imprimeur de la Faculté de Médecine, rue Mr-le-Prince, 31.